효소로 이루어진 세상

신현재 박사가 들려주는 100가지 효소 이야기

이 도서의 국립중앙도서관 출판예정도서목록(CIP)은 서지정보유통지원시스템 홈페이지(http://seoji.nl.go.kr)와 국가자료공동
목록시스템(http://www.nl.go.kr/kolisnet)에서 이용하실 수 있습니다. (CIP제어번호:CIP2018011783)

효소로 이루어진 세상: 신현재 박사가 들려주는 100가지 효소 이야기

초판 1쇄 인쇄 / 2018년 5월 9일
초판 1쇄 발행 / 2018년 5월 15일

지은이 / 신현재
펴낸이 / 한혜경
펴낸곳 / 도서출판 異彩(이채)
주소 / 06072 서울특별시 강남구 영동대로 721, 1110호
　　　 (청담동, 리버뷰 오피스텔)
출판등록 / 1997년 5월 12일 제 16-1465호
전화 / 02)511-1891
팩스 / 02)511-1244
e-mail / yiche7@hanmail.net
ⓒ 신현재, 2018

ISBN 979-11-85788-16-6 93510

효소로 이루어진 세상

신현재 박사가 들려주는 100가지 효소 이야기

신현재 지음

이채.

프롤로그

책 제목을 『효소로 이루어진 세상』이라고 지으셨는데, '효소가 없는 세상'은 어떤 모습일까요?

우리는 누구나 저마다의 생각과 관점으로 이 세상을 바라봅니다. 저는 이 책에서 '효소'라는 안경을 가지고 세상을 바라보고 싶었습니다. 이 책은 우리가 먹는 음식과 의약품, 우리가 바르는 화장품, 우리가 입는 옷, 우리 경제를 지탱하는 에너지 등 많은 사물과 현상을 효소를 통해 바라보고 있습니다. 아는 만큼 보이고 사랑하게 되는 것이 인생이라면, 효소라는 창을 통해서 바라보는 세상을 여러분과 나누고 싶습니다.

효소가 없다면 우리가 먹는 음식이 영양분으로 바뀌지 않고 아무런 에너지를 얻을 수도 없습니다. 죽게 되는 것이죠. 그렇다면 효소는 생명의 불꽃이자 기초인 셈입니다. 화학적 방법으로 만들기 힘든 의약품도 효소를 이용하면 보다 간단하고 경제적으로 만들 수 있습니다. 효소 덕분에 지금보다 효과가 좋으면서 가격이 저렴한 영양제와 의약품이 개발되고 생산될 것입니다. 피 한 방울로 많은 병을 진단하는 바이오센서의 중심에도 효소기술이 존재합니다. 앞으로 병원뿐아니라 가정에서도 더욱 빠르고 정확하고 저렴하게 질병을 진단할 수 있게 될 것입니다. 몸속에 존재하는 효소의 역할을 연구하면 암, 심혈관질환 등을 예방하고 치료하기 위한 단서를 얻을 수 있습니다.

효소의 역할에 대한 이해는 주변 자연의 변화를 바라보는 시각을 더욱 넓혀줍니다. 꽃의 개화와 단풍이 물드는 이유도 효소를 알면 더이상 신비가 아닙니다. 이렇게 중요한 효소를 반복해서 계속 사용하기 위해서 다양한 효소고정화 방법이 연구 개발되고 있습니다. 효소를 넣으면 빨래를 위해 넣는 세제의 양을 상당히 줄이면서도 훨씬 깨끗한 세탁이 가능합니다. 효소는 환경 보호에도 큰 도움을 줄 수 있습니다. 석유를 이용해서 에너지를 생산하고 자동차를 굴리고 플라스틱을 만드는 과정이, 효소를 이용하면 더욱 환경친화적이고 비용효율적으로 바뀔 수 있습니다. 사회를 지속가능하게 하는 기술의 개발에 효소가 한 역할을 하게 될 것입니다.

효소는 우리 눈에 보이지 않는 나노의 세상에서부터 크게는 지구라는 거대 생명체를 이루는 핵심 물질입니다. 효소가 없다면 세상이 없습니다. 그래서 저는 효소를 연구하고 사랑합니다. 영어 표현에

'Falling in love is the beginning of everything' 이라는 말이 있습니다. 사랑하는 것이 모든 것의 시작이라는 말이죠. 저처럼 독자분들도 효소를 이해하고 사랑하시기를 원합니다. 효소가 모든 것의 시작이니까요.

2018년 3월 어느 봄날에
광주 조선대학교 연구실

2. 효소의 개념

2부 먹고 치료하는 효소

1. 식생활 건강과 효소

2. 질병과 효소치료

3. 유익한 효소 섭취 방법

4. 부작용과 효소

5. 기타

3부 효소 산업

1. 입고 바르는 효소

2. 산업용·연구용 효소

3. 국내외 효소 기업

에필로그

1부

발효액과 효소의 개념

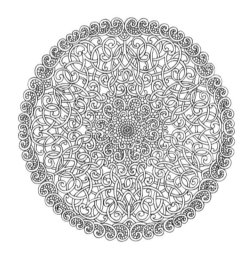

1. 발효액과 효소

**발효과정을 통해 생산된 제품에는 효소가 풍부하다고 봐도 되나
요?**

발효(fermentation)란 미생물이 기질에 붙어서 자라면서 그 기질
(특히 탄수화물)을 분해하는 과정을 말합니다. 생화학적으로는 공기
가 없는 혐기성(anaerobic) 상태에서 탄수화물 물질을 분해하는 것을
말하지만, 일반적으로는 미생물이 포함된 생화학반응 전체를 가리키
는 용어로도 사용됩니다. 그래서 알코올발효, 초산발효, 된장발효 등
의 표현이 가능한 것이죠. 미생물이 발효를 일으키기 위해서는 효소
가 분비되어야 합니다. 따라서 발효제품에는 효소가 들어 있을 가능
성이 무척 높습니다. 그러나 실제로는 발효과정 중에 소량이 잠시 분
비될 뿐 다량의 효소가 오랫동안 분비되어 기질 주변에 머무르지 않
습니다. 즉 효소를 다량 얻기 위해서는 일반적이지 않은 특별한 발효
기술이 필요합니다. 발효의 유익은 발효과정을 거치면서 기질로 사

용된 식재료가 소화 흡수되기 쉬운 형태로 변형되고 유해 물질이 감소하며 새로운 성분의 맛과 향이 생기는 것입니다. 이 발효과정이 숙성과정과 잘 결합되면 맛과 영양이 더욱 뛰어난 제품으로 탄생하게 됩니다. 결론은 잘 발효된 제품과 제품 속에 남아 있는 효소의 양과는 직접적인 관련이 없다는 것입니다.

주변에서 구할 수 있는 과일과 채소, 산야초로 발효액을 담그면 그 발효액을 효소라고 부를 수 있나요?

효소제품의 형태는 액체, 고체 모두 가능합니다. 따라서 액체효소라서 해서 말이 안 되는 것은 아닙니다. 문제는 효소활성입니다. 저자가 지금까지 실험실에서 확인한 바에 따르면 과일이나 산야초 발효액의 효소활성은 무척 낮고, 설사 있다고 하더라도 안정성이 매우 낮아서 효소활성이 금방 사라져 버립니다. 따라서 현재 수준에서 국내산 발효액은 효소라기보다는 그냥 발효추출액 정도가 좋은 표현이라고 생각합니다. 반면에 파우더 형태의 곡류발효효소는 효소활성이 높아 소화기능 증진, 면역 증진 등의 효과가 있습니다.

청, 발효액, 효소, 엑기스는 같습니까?

결론부터 말씀드리면 '다르다'입니다. 요즘 발효액이 인기가 좋습니다. 발효액이 효소라고 알고 계신데, 그것은 발효액을 만드는 원료가 건강에 좋은 채소, 과일, 약초라 몸에 좋은 효소가 생산된다고 생각하기 때문입니다. 청, 발효액, 효소, 엑기스를 이번 기회에 확실히 정리해봅시다.

먼저 '발효액=효소'일까요? 설탕과 식물을 혼합하여 숙성시킨 것을 발효액이라고 하지, 효소는 아닙니다. 2017년 기준으로 식약처 규정에 따르면, 식물성 원료에 미생물을 배양하여 몸에 유익한 효소활성을 보이는 제품을 효소식품이라고 합니다. 만약 발효액에서 높은 효소활성이 발견된다면 발효액도 효소라고 부를 수 있지만, 일반적으로 발효액에서 효소활성이 발견되는 경우는 거의 없습니다.

두 번째, 발효액과 발효청의 차이입니다. 과일, 채소, 약초를 설탕과 버무려 일정 기간 용기에 보관하면 식물의 성분이 수분의 형태로 용기 내에 남아 있게 되는데, 발효청은 1년 내내 달달한 맛이 나는 것이고 발효액은 미생물의 작용이 좀 더 활발해서 신맛과 감칠맛과 약간의 술맛이 느껴지는 것을 말합니다.

그리고 물이나 주정(酒精, 에탄올)으로 식물 성분을 추출한 것을 엑기스라고 하는데, 우리말로 농축액이라고 하는 것이 좋겠지요?

그렇다면 발효액보다 효소가 몸에 더 도움이 될 것 같습니다.

사실 효소에 대한 논란이 많은데요. 발효액은 채소나 과일, 그 밖의 동물성 단백질의 숙성 및 발효 과정에서 생기는 액체입니다. 발효가 잘되면 발효액이 체내에 흡수되어 인체의 신진대사에 영향을 미치는 효소로 작용합니다. 즉 발효액에 효소가 있는 것은 사실이나, 어떤 재료와 어떤 조건으로 숙성되느냐에 따라 효소가 있을 수도 또는 없을 수도 있는 거지요.

그렇다면 효소가 부족한 발효액은 건강에 도움이 안 될까요? 아닙니다. 채소나 과일을 생으로 먹을 때 비타민, 미네랄 등의 성분을 직접 섭취, 흡수하는 장점이 있습니다. 그런데 발효액으로 섭취하게 되면, 발효 과정에서 생성되는 여러 가지 성분이 우리 몸에 일어나는 신진대사와 항염, 항균, 해독, 살균 작용에 윤활유 역할을 한다고 볼 수 있습니다.

발효액은 설탕으로 만들었기 때문에 설탕물에 가까운가요?

발효액을 만들 때 설탕을 많이 넣으니까 당절임 혹은 그냥 설탕물이라고 하는 분도 있습니다. 예를 들어 발효액을 잼과 비교해보면, 잼은 설탕을 넣고 끓여 미생물이 죽기 때문에 발효가 일어나지 않습니다. 그러나 설탕을 적당히 넣고 멸균하지 않으면 주변에 존재하는 미생물에 의해 발효가 됩니다. 즉 설탕을 먹이 삼아 미생물이 활성화되면서 유익한 성분이 나오게 되는데, 이것이 바로 발효액입니다.

그런데, 앞서 말한 청과 발효액은 둘 다 설탕을 넣는 것은 똑같은데 결과는 다릅니다. 설탕이 재료와 섞였을 때 일어나는 현상을 삼투압이라고 합니다. 배추를 절이면 수분이 빠져나와 조직이 단단해지듯, 설탕도 소금의 역할처럼 식물성 원료와 만나면 식물성 원료의 성분이 삼투압에 의해서 설탕 쪽으로 빠져나와 물이 생깁니다. 이렇게 삼투압으로 빠져나온 액을 '청'이라고 합니다. 이 청에 포함된 설탕의 농도에 따라 미생물이 자랄 수 있는 환경이 되어 발효가 일어나 진행되면서 알코올과 아미노산 등이 생성되어 감칠맛이 납니다. 이것이 발효액이고, 이때 생성된 알코올이 산소와 만나면 식초가 됩니다.

청과 발효액을 구분하는 설탕의 양은 어느 정도인가요?

청과 발효액을 구분하는 가장 좋은 방법은 맛입니다. 쉽게 구분하자면 청은 1년 내내 단맛이 나고, 발효액은 신맛(과 더불어 감칠맛)이 납니다. 청은 싱싱한 식재료를 오래 보관하고 먹기 위해 설탕에 절임을 해서 재료의 유기 성분을 밖으로 꺼내어 단맛이 1년 이상 유지가 되는 것입니다. 그리고 발효액은 재료의 수분을 감안해서 75% 정도만 설탕을 넣고, 원재료와 만나 삼투압 작용을 해서 원재료의 유익한 성분이 나오면서 미생물에 의해 발효가 되어 진행되도록 한 것을 가리킵니다. 일반적으로 발효액을 만들 때 설탕 함량이 청보다 적습니다. 원물 기준으로 발효액은 설탕을 50% 이하로 넣습니다. 청의 경우에는 동일한 상태에서 발효액보다 설탕을 10% 정도 많이 넣습니다. 구체적인 조건은 각 과채류마다 따로 산정해야 합니다. 이론보다는 경험이 요구된다고 볼 수 있습니다.

일반적으로 원재료와 설탕을 1 대 1로 섞는 것으로 알고 계시는데요, 수분이 많은 원료는 설탕 함량을 조금 줄이고, 항균작용 등 약성이 높은 것은 설탕 함량을 조금 올리는 것이 좋습니다. 설탕은 삼투압을 유지시키는 효과를 위해 넣는 것이므로, 선호하는 재료에 설탕을 넣어 발효시킬 때 가스 발생이 없으면 설탕을 조금 줄이고, 잡균의 오염이 있으면 설탕을 조금 더 넣는 등 발효조건을 개별적으로 조절해야 합니다. 보통 과일의 경우 설탕 함량을 재료의 75~80%로 하는 경우가 많은데, 당근 등 단단한 채소나 뿌리채소 등은 설탕 함량을 1 대 0.8, 그리고 1 대 1까지 늘리면 됩니다.

그런데 건표고버섯과 같이 마른 버섯으로 만들 때는 어떻게 해야 할까요? 이미 말린 재료니까 설탕만 부어서는 안 되고, 건표고에 생수를 부어 불려서 늘어난 무게를 계산해야 합니다. 즉, 건표고 1kg에 생수 무게 9kg을 합친 후 80%, 즉 0.8을 곱해 약 8kg의 설탕을 넣어야 합니다. 왜 물이 9kg일까요? 생표고버섯을 말리면 1/10로 수축하기 때문에 보수하는 수분량까지 맞게 해서 건표고의 무게 대비 9배의 생수를 부어야 하기 때문입니다.

발효액도 와인처럼 오랜 시간 숙성시키는 것이 좋을까요?

결론은, 그렇지 않습니다. 발효액은 와인과 달리 숙성을 오래한다고 효소활성이 늘어나거나 더 좋은 성분이 추출되지는 않습니다. 오히려 줄어듭니다. 그렇다면 발효액은 언제까지 발효를 진행하는 것이 좋을까요? 색과 맛, 향으로 발효시점과 종료시점 그리고 발효액의 안전성 등을 확인할 수 있습니다. 발효액이 잡균에 오염되면 역겨운 냄새가 나고, 곰팡이에 오염되면 실 모양의 부유물이 생깁니다. 맛 역시 감칠맛이나 약간의 술맛이 아닌 쉰 맛이 납니다.

발효액을 담글 때 사용하는 재료마다 숙성시기가 다르므로, 일반적으로 발효액을 담근 후 가스, 즉 거품이 생기기 시작하면 발효가 시작되었다고 보고 수일 후 건더기를 건져야 발효가 지나치게 진행되지 않습니다. 고형물을 제거한 발효액은 건냉암소에 옮겨 몇 주간 숙성 후 냉장보관 해야 합니다. 간혹 너무 오래 보관할 경우 발효액이 시어버리기도 합니다. 시다는 것은 알코올이 산화되어 식초가 되었다는 의미입니다. 이를 막기 위해서는 설탕의 함량을 5% 정도 더 올리고, 발효과정 중에 외부 공기가 유입되는 것을 잘 차단해야 합니다.

발효가 언제 본격적으로 시작하는지는 거품의 유무로 판단합니다. 거품이 생긴 후 수일이 지나 거품이 멈추면 1~2일 후 건더기를 건지면 됩니다. 일반적으로 줄기보다는 열매를 이용해 담근 발효액이 가스 발생이 많습니다. 숙성기간의 정답은 없습니다. 재료에 따라 6개월 이상 걸리는 경우도 있습니다.

많은 분들이 발효액을 희석하여 음료로 마시고 있습니다. 이게 건강에 유익한가요?

　다른 계절보다 여름은 쉽게 지치고 면역력이 약해져 각종 질환에 걸리기 쉽습니다. 식중독, 장염 등 세균성 질환부터 신장 질환, 호흡기 질환, 통풍 등 각종 여름철 질환에 이르기까지 그 종류도 다양합니다. 무더위로 갈증을 심하게 느끼면 사람들은 손쉽게 마실 수 있는 탄산음료나 주스 등을 찾습니다. 이러한 음료는 일시적으로 청량감을 줄 수 있지만 대부분 당도와 산도가 높고 많이 마실 경우 치아 부식을 부르거나 위장에 부담을 줍니다. 그러므로 비타민과 미네랄이 풍부한 재료로 만든 발효액을 드시면 여름을 나기 좋습니다. 물론 발효액은 여름 이외의 계절에도 음료로서 맛과 영양이 좋습니다. 발효액을 음료로 마시면, 우선 식물에 포함된 다양한 영양 성분을 손쉽게 섭취할 수 있는 장점이 있습니다. 발효액에는 파이토케미컬이라고 하는 유용 성분이 풍부하게 포함되어 있습니다. 과일이나 채소(혹은 산야초)를 생으로 먹었을 때와 달리, 발효액의 경우 재료에 따라 다양한 영양 성분이 용출되므로, 이런 파이토케미컬을 더 많이 섭취하게 되고, 몸에 흡수하기 좋게 만들어집니다. 특히 여름철에는 이 발효액을 물에 타서 드시면 수분 보충, 당분 보충, 영양 성분 보충 등을 할 수 있습니다. 발효액 음료에 포함된 대표적인 파이토케미컬의 종류와 기능은 다음과 같습니다.

〈표 1〉 파이토케미컬의 종류와 기능

파이토케미컬의 종류	기능
베타카로틴, 라이코펜 (호박, 당근, 토마토 등)	항암, 항산화, 면역 증진
안토시아닌, 쿼세틴 (포도, 복분자, 블루베리, 아로니아, 가지, 자색 고구마, 양파, 사과 등)	항염, 종양 감소, 해독
리모넨 (레몬, 오렌지 등)	항암, 면역 증진, 항산화

발효액을 조미료로 사용하는 것이 좋은가요?

사실 발효액만큼 만들기 쉽고 두고두고 사용하기 좋은 게 없습니다. 각각의 재료마다 그 발효시기가 모두 달라 1년 내내 다양한 제철 식재료로 만들어 두고 쓰면 좋습니다. 발효액은 요리할 때 설탕 대신 넣기도 하는데, 원재료를 요리에 활용했을 때와 달리 발효액을 사용했을 때 재료와 다른 감칠맛이 납니다. 참고로 잘 만들어진 발효액이 숙성되면 설탕이 포도당과 과당으로 분해되었던 단당류가 다시 합쳐져서 올리고당으로 변하게 됩니다. 따라서 단맛이 덜하고 순한 맛이 됩니다. 또한 기존에 없던 구수하고 감칠맛이 생기게 됩니다.

발효액은 원재료보다 체내 흡수력이 높다고 하는데, 무슨 의미인가요?

발효액은 원재료를 그냥 드시는 것보다 체내에 잘 흡수됩니다. 발효액을 만들 때 껍질, 뿌리까지 다 이용하는 경우가 있는데, 그럴 경우 껍질이나 뿌리에 있는 영양 성분까지 섭취할 수 있고, 또한 그냥 섭취했을 때 흡수하지 못하는 물질이 발효과정에서 분해되면서 흡수력을 높이고, 또한 인체의 신진대사에 영향을 미치는 효소로 작용하는 경우가 있기 때문입니다. 발효액을 포함해서 대개 발효식품은 섭취 전에 식품 자체의 발효작용이나 효소작용으로 음식물의 영양 성분을 분해합니다. 따라서 소화가 용이해집니다. 다만, 몸에 좋다고 많이 섭취하기보다 적절한 양의 섭취가 중요합니다. 그리고 조심하셔야 할 성분은 당분입니다. 발효액을 만들 때 합성 포도당인 설탕을 넣는데 발효액의 원재료가 무엇이냐에 따라 다르지만, 원재료의 당분이 나와서 포도당 또는 과당이 늘어납니다.

당뇨 초기 환자의 경우 발효액을 섭취해도 될까요?

주의하셔야 합니다. 항산화 작용이 강한 원재료를 이용하여 설탕 등을 가미하지 말고 자체 과당으로 발효해서 드시면 혈당 조절에 도움이 됩니다. 다만 과당 함유량이 많은 과일을 사용한 발효액을 먹거나, 과량 섭취하면 당에 역효과가 나니 잘 구분해야 합니다. 발효액을 만들 때 사용한 설탕은 발효과정 중에 포도당과 과당으로 분해됩니다. 포도당은 설탕이나 과당에 비해 단맛은 좀 덜하지만 소장으로 흡수되어 혈중 당의 수치를 높이므로 혈당을 조절하는 인슐린에 영향을 미칩니다. 하지만 과당은 간에서 대사되기 때문에 혈중 당을 포도당처럼 올리지 않으므로 과다 섭취만 하지 않으면 실보다 득이 많습니다. 하지만 이것도 과다 섭취하면 비만의 원인이 되고 비만이 되면 당에 위험요소가 되기 때문에 결국에 과당도 과잉 섭취하면 당뇨의 원인이 될 수 있으므로 경우에 따라 조심해야 합니다. 계속 강조하지만 원재료가 좋다 하더라도 어떤 물질을 첨가하고 어떻게 숙성했느냐에 따라 득이 될 수도, 해가 될 수도 있습니다. 발효액에 포도당과 과당 성분이 많으면 당연히 혈당을 높이므로 당뇨 환자에게는 피해야 할 음식 중의 하나입니다. 그 밖에 발효액의 주재료가 무엇이고 어떤 것을 이용해 발효시키느냐에 따라 다르지만, 설탕이 많이 들어가면 당뇨 환자들은 피해야 하고 위를 자극하는 성분이 들어가면 식도염이나 위궤양 환자들은 피해야 합니다. 아무래도 숙성 음식이므로 특정 물질에 대한 알레르기로 피부반응이 있는 환자나 천식 환자는 주의해서 먹어야 합니다.

특별히 혈액 검사상 당뇨나 당뇨 전단계 소견이 없다면, 다이어트 환자의 경우 식이 제한을 하는 분들이 대부분이므로 오히려 여러 가지 미네랄과 비타민이 들어간 발효식품을 드시는 것이 도움이 될 수도 있습니다.

발효액도 천연 비상약으로 사용이 가능할까요?

질환이나 목적에 따라서 발효액 만드는 재료를 계절마다 달리하면 집에서도 손쉽게 사용할 수 있는 천연 비상약이 됩니다. 마늘, 양파, 매실, 생강, 오디, 복분자, 함초, 어성초, 개똥쑥 발효액이 대표적입니다. 마늘의 경우 혈액의 점도를 낮추고 혈중 콜레스테롤과 혈중 중성지방 수치를 낮추고, 양파의 경우 쿼세틴이라는 성분이 역시 혈중 콜레스테롤과 중성지방은 물론 혈당, 혈압을 내려주고 지방의 산패까지 막아줍니다. 실제 연구결과 마늘과 양파를 섭취한 사람은 혈액이 덩어리지는 것을 막아주어 심장병, 뇌졸중 예방에 효과적이라는 사실이 밝혀졌습니다. 다만, 위장 장애가 심한 분들의 경우에는 마늘과 양파가 위벽을 자극하므로 가능하면 음료로 복용하는 것은 조심해야 합니다.

원만한 발효액에는 소화 관련 물질이 들어 있습니다. 매실의 시큼한 맛은 유기산 때문인데, 이 유기산이 피로 해소는 물론 식욕을 좋게 하고, 위산을 도와 단백질의 소화를 돕습니다. 대개 나이가 들면 소화가 잘 안 된다는 분들이 많지요? 바로 위산의 분비가 줄어 펩신 소화효소가 활성화되지 않아서입니다. 이때 매실이나 생강이 소화를 돕는데요, 생강이 소화를 돕는다고요? 예, 생강에는 디아스타아제(diastase)라는 탄수화물 분해효소와 진지베인(징기베인, zingibain)이라는 소화효소가 들어 있어 음식물의 소화를 돕습니다. 위장을 보호하고 콜레스테롤 수치를 낮추는 효과도 있고요. 매실과 생강 둘 다 살균작용이 강해 여름철 식중독 예방이나 미생물 감염 예방에 효과적이죠. 매실과 생강은 위에 역시 자극을 주는 음식이지만 마늘이나 양파보다는 자극 정도가 덜한 편입니다. 위기능이 약하거나 위점막의 산 보호기능이 떨어져 있을 때 약하게 자극을 지속적으로 주면, 기능이 향상되는 효과를 볼 수 있습니다. 하지만 급성기 위장질환자는 약물치료를 먼저 한 후 재발 방지를 위해서 복용하는 것이 좋습니다.

요즘 베리 종류가 인기가 많습니다. 붉은색 계통의 열매인 베리 종류에는 오디와 복분자, 딸기 등이 있는데, 각종 비타민과 미네랄 함량이 여느 과일 못지않게 탁월합니다. 대개 여름철 과일들이 수분 함량이 다른 계절의 과일보다 크기에 비해 많고, 또 약간 신맛을 내므로 침샘을 자극해서 갈증 해소에 도움을 줍니다. 또 각종 비타민과 미네랄이 풍부해 활성산소로 인한 산패를 막아 염증질환 예방에 도움이 됩니다. 다만, 역시 발효액으로 드실 때는 주의해야 할 질환은 당뇨입니다. 오디가 항산화효과가 있어 당뇨질환에 좋은 것으로 알려져 있으나, 설탕을 많이 넣으면 득보다 실이 많습니다. 발효액으로 만들었을 때 포도당과 과당이 증가하는 것을 염두에 두고 섭취량을 주의해야 합니다. 대체로 특정 영양 성분의 함량 차이는 있지만, 베리 종류의 색이 붉거나 짙은 보라색이죠? 이렇게 색깔이 진한 과일에는 안토시아닌 성분이 풍부합니다. 안토시아닌 성분은 염증을 막고 암을 예방하고 몸의 독을 제거하는 효과가 있다고 알려져 있지요.

요즘 다양한 식품에 대해 관심이 많습니다. 특히 최근에 연구되고 있는 함초, 어성초, 개똥쑥 등은 피로 해소에 도움이 되는 항산화 물질이 풍부한 것으로 알려져 있어 여름철에 드시면 좋습니다. 다만, 산야초 발효액에 대한 관심들이 많아 개인적으로 채취하셔서 발효액으로 담가 드시는 분이 많은데, 산야초 발효액을 과량 섭취하는 것은 권하지 않습니다. 하루에 한두 잔 정도 차로 마시는 것을 권장합니다. 아래에 간단히 발효액과 효능을 정리해 놓았습니다.

〈표 2〉 발효액과 효능

발효액	효능
마늘, 양파 발효액	동맥경화, 심장병
매실, 생강 발효액	만성소화불량
오디, 복분자 발효액	갈증 해소와 염증질환
함초, 어성초, 개똥쑥 발효액	피로 해소

소화가 되지 않을 때 시중에서 파는 드링크 형태의 소화제를 먹는 게 좋은지 매실청, 발효액 혹은 곡류효소를 먹는 게 좋은지 알고 싶습니다.

　식품용 효소는 소화제가 아닙니다. 소화를 돕는 성분과 영양 성분이 같이 포함된 효소식품입니다. 그러나 소화제를 구할 수 없는 경우나 급체하지 않은 경우(만성소화불량 등)에 드시는 것은 문제가 없습니다. 매실청은 유기산 성분이 체내 소화효소의 분비를 돕는 역할을 합니다. 따라서 매실청 자체로 소화를 증진시키지는 못합니다. 발효액 역시 이런 측면에서는 매실청과 동일합니다. 곡류효소의 경우는 탄수화물 분해효소와 단백질 분해효소가 풍부하게 포함되어 있기 때문에 속이 더부룩할 경우에 먹으면 소화를 증진시키는 효과를 볼 수 있습니다. 그러나 식품용 효소는 소화제가 아니기 때문에 소화제 대용으로 사용하시지는 마시기 바랍니다. 하루 1~2회 영양 보충의 목적으로 식간에 드시는 것을 권합니다.

발효액을 보관할 때 어떤 용기를 사용하는 것이 좋은가요?

　사실 철마다 나오는 재료를 이용하여 발효액을 만들어 발효시키고 원재료를 걸러서 액만을 숙성시키는 게 쉽지는 않습니다. 이렇게 공들여 만든 발효액은 보관도 잘 하셔야 합니다. 가장 좋은 보관용기는 예전에 사용하던 옹기입니다. 그러나 요즘은 이런 옹기 항아리를 구하기가 쉽지 않고 집에서 보관하기도 어렵습니다. 따라서 소주병 혹은 맥주병 등의 용기에 공기가 통하는 섬유 마개를 이용하시는 것이 좋습니다. 페트병에 보관할 경우 플라스틱 마개를 막아놓아 발효가스 때문에 간혹 병이 터지는 경우가 있는데, 마개를 섬유로 된 것으로 바꾸시면 이런 불상사를 막을 수 있습니다. 간혹 발효액에 초파리가 생기는 경우가 있습니다. 초파리가 생기는 이유는 두 가지입니다. 발효 초기에 파리가 알을 낳아서 발효액 속에서 초파리가 생기는 것과, 발효 후 알코올 성분과 기타 휘발성 성분에 의해 외부의 초파리가 날아오는 경우입니다. 전자의 경우는 발효액을 치밀한 천으로 잘 걸러야 하고, 어떤 경우에는 끓여야 합니다.

발효액을 만들다보면 실패하는 경우가 있는데, 실패하지 않는 비결이 있을까요?

실제로 발효액을 만들다가 겪는 문제점을 상담하면서 몇 가지 중요한 점을 알게 되었습니다. 아래에 간단히 정리해보았습니다.

1. 발효액을 담글 때 반드시 공기가 통하도록!
2. 흰 막을 방지하려면 자주 섞고 재료가 잠기도록 하라.
3. 식초 냄새가 나면 설탕을 더 넣고 냉장고에 보관하라.
4. 발효액을 담글 때 작년 발효액을 첨가하라.

1. 뚜껑을 닫아야 하는지 열어야 하는지는 발효시기에 따라 다릅니다. 발효액을 만드는 주요 미생물은 주로 산소가 많은 곳에서는 개체수를 늘리기 위해 증식합니다. 다만 많은 양의 이산화탄소가 만들어지면 거품이 끓게 됩니다. 발효 초기에는 발효에 필요한 자연 효모가 부족한 상태이므로 산소와의 접촉을 위해 뚜껑을 살짝 열어놓되, 잡균이나 해충이 들어가지 못하도록 한지 등으로 막아놓습니다. 또 발효 용기 뚜껑을 너무 꽉 닫아놓으면 폭발이 일어날 수 있습니다.

2. 일반적으로는 하얀색 막이 생기는 것은 곰팡이가 아니고 식초균에 의해 생기는 셀룰로오스 막, 즉 종이입니다. 종이인지 곰팡이인지 확인하셔야 합니다. 곰팡이는 발효 초기에 생기고 식초균은 발효 후기에 생깁니다. 설탕의 함량이 충분하다면 드셔도 크게 문제가 되지 않습니다. 대개 이러한 현상은 자주 섞어주지 않아 생깁니다. 자주 섞는 것이 중요하고 만약 흰 막만 생겼을 때 겉에 핀 곰팡이는 걷어내고 재료를 발효액에 충분히 잠기게 눌러놓으면 괜찮습니다.

3. 설탕 양이 부족해 식초가 되어가는 과정입니다. 따라서 설탕을 더 넣고 조금 더 발효시킨 후 발효를 중단하고 냉장고에 보관하시면 됩니다.

4. 예로부터 햇장보다는 씨앗장을 섞어 만드는 덧장이 귀하고, 덧장보다는 오래 묵힌 진장이 더 귀한 법이라 했는데, 발효액 역시 마찬가지입니다. 양파로 발효액을 만들었으면 일단 한 번 걸러서 그 발효액을 밑물 삼아 다음해에 새로운 양파를 넣고 발효시키고 또다시 발효액을 걸러서 새로운 양파를 넣고 발효시켜 숙성을 시키면, 발효액에 깊고 묵직함이 생겨 어떤 음식을 만들어도 맛을 깊게 해주는 효과가 있습니다.

우리나라에서 생산되는 발효액의 품질기준은 있나요?

아쉽게도 아직까지(이 글을 쓰고 있는 2018년 3월까지도) 발효액의 품질을 구분하는 기준은 없습니다. 그래서 제가 그동안의 경험을 토대로 하여 5단계로 품질을 나누어볼까 구상 중입니다. 신 박사의 품질인증으로 5단계로 구분하고자 합니다. AAA, AA, A, B, C 등으로요. 품질인정 기준의 확립을 위해서는 다음의 사항을 종합적으로 고려할 예정인데, 아래에 나열한 10가지 이상의 검사와 측정을 거쳐 품질인증 마크와 고유번호를 부여할 것입니다.

pH

탁도(600nm에서의 흡광도)

비중

점도

맛

당도: 브릭스(Brix), 설탕(sucrose), 포도당(glucose), 과당(fructose), 올리고

당 (FOS)

총당량: 페놀황산법(phenol-sulfuric acid)

단백질: 브래드포드법(Bradford)

유기산: 젖산(lactic acid), 구연산(citric acid)

알코올: 메틸알코올(MeOH), 에틸알코올(EtOH), 프로필알코올(propanol),
부틸알코올(butanol)

효소활성: 아밀라아제, 프로테아제, 리파아제, 항산화효소(SOD), 카탈라아
제(catalase) 등

미네랄: 철분, 마그네슘, 구리, 아연, 납

미생물: 대장균(E. coli) 및 유산균(lactic acid)

상담기록: 원물 수확장소, 국산/외산, 숙성기간, 총량

● 효소 더 공부하기

발효액의 효소활성 측정

가정에서 담근 다양한 발효액(A)에 포함된 프로테아제 효소활성을 식
약처 규정에 의거하여 측정하는 실험(아래)을 나타낸다. 효소는 사용되
는 기질과 산도 등에 따라 다른 활성값을 나타내므로 3가지 다른 측정
법을 사용하였다. 효소활성 측정 후 SAP, HUT, Plant법에 의한 프로테
아제 활성을 측정했다.

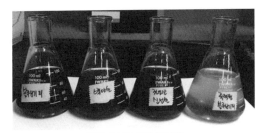

〈실험에 사용된 발효액(A)〉

1. SAP법

본 시험방법은 아스퍼질러스 나이거(Aspergillus niger) 및 그 변종, 아
스퍼질러스 오리재(Aspergillus oryzae) 및 그 변종, 아스퍼질러스 오리
재의 배양물에서 얻어진 것의 SAP(Spectrophotometric acid protease
units) 단위로 표시된 프로테아제 역가를 측정하는 방법이다. 역가시험

은 pH 3.0, 온도 37°C에서 카세인(casein) 기질의 30분간의 가수분해에 근거를 두고 있다. 가수분해되지 않은 기질은 트라이클로로아세트산(Trichloroacetic acid)으로 침전시켜 여과 후 제거되고 여액에 있는 용해된 카세인 양을 흡광도 값으로 측정한다.

기질용액 10mL을 항온조에서 15분간 항온시킨 후 시험용액 2mL를 가하여 흔들어 혼합한 후 30분간 반응시킨다. 트라이클로로아세트산 10mL를 넣어 반응을 정지시킨 후 항온조에서 30분간 단백질을 응고시킨다. 얼음으로 반응을 완전히 정지시킨 다음 반응이 정지된 각 샘플을 12,000rpm에서 7분간 원심분리하고 상등액을 취하여 285nm에서 흡광도 값을 측정하였다.

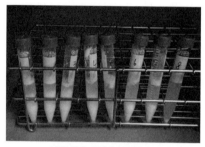

〈효소활성 실험 후의 발효액〉

2. HUT법

본 시험방법은 아스퍼질러스 나이거 및 그 변종, 아스퍼질러스 오리재 및 그 변종의 배양물에서 얻어진 타이로신(tyrosine)을 기준 물질로 하여 측정하는 방법이다. 역가시험은 pH 4.7, 온도 40℃에서 헤모글로빈 기질의 30분간 가수분해에 근거를 두었다. 각 시험관에 기질 용액 5mL을 항온조에 넣고 15분간 항온시킨 다음 시험관에 각 시험용액 샘플 2mL을 가하고 다시 항온조에서 30분간 반응시킨 후 트라이클로로아세트산 3mL를 넣어 반응을 정지시켰다. 반응이 정지된 각 샘플을 12,000rpm에서 7분간 원심분리하고 상등액을 취하여 285nm에서 흡광도 값을 측정하였다.

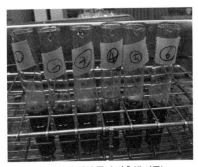

〈효소활성 실험 중인 발효액 시료〉

3. Plant법

본 역가시험은 pH 6.0, 온도 40℃에서 60분간 카세인 기질의 단백질 가수분해에 근거를 두고 있다. 기질 5mL를 15분간 항온시킨 후 시험용액 2mL, 표준용액 2mL를 각각 가하여 흔들어 섞고 다시 항온조에서 60분간 항온시킨 후 각각의 시험관에 트라이클로로아세트산 3mL

를 넣어 반응을 정지시켰다. 반응이 정지된 시험관 모두를 30분간 항온조에서 항온하여 단백질을 완전히 응고시킨 다음, 반응이 정지된 각 샘플을 12,000rpm에서 7분간 원심분리하고 상등액을 취하여 285nm에서 흡광도 값을 측정하였다.

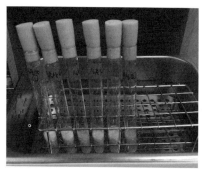

〈효소활성 측정을 위해 온도를 유지하는 과정〉

2. 효소의 개념

효소란 무엇인가요?

효소는 단백질로 이루어진 물질로서 우리 몸에서 일어나는 모든 일, 즉 신진대사를 빠르게 진행시키는 도우미(촉매)라고 할 수 있습니다. 즉 음식물을 먹고 소화시키는 일, 머리를 써서 공부를 하는 일, 병을 예방하고 치유하는 면역체계의 유지, 운동을 비롯한 다양한 육체 활동 등 우리 삶에 관여하는 모든 활동을 적게는 수백 배에서 많게는 수십만 배 빠르게 만들어주는 물질입니다. 따라서 이 효소가 없다면 우리는 단 한순간도 살 수 없습니다. 이 효소는 미네랄이나 비타민의 도움을 받아 그 기능이 더욱 향상되기도 합니다. 이렇게 효소의 기능을 더욱 올리는 물질을, 효소를 돕는다고 해서 '조효소'라고 하고, 영어로 코엔자임(coenzyme) 혹은 코팩터(cofactor)라고 합니다.

이 세상에는 수천 가지 효소가 존재한다고 알고 있습니다. 많은 사람들이 이렇게 다양한 효소의 이름과 기능을 안다는 것은 불가능에 가깝습니다. 효소의 이름과 기능을 좀 더 쉽게 분류할 수는 없나요?

우리 몸속에 있는 효소의 종류는 이루 헤아릴 수 없이 많습니다. 혹자는 3천 혹은 4천 가지라고 하는데, 그 숫자는 계속 늘어날 것으로 보입니다. 이렇게 많은 효소를 분류하는 방법은 크게 두 가지로 나눌 수 있습니다. 생화학적인 반응에 의한 분류와 효소영양학적인 분류가 그것입니다.

우선 생화학적으로 살펴보면 크게 6가지의 반응으로 나누어서 분류합니다. 효소협회(enzyme commission, EC)에서 정한 이름이라서 EC #(번호)라고 씁니다. 즉 EC 1번은 산화환원효소(oxidoreductase), EC 2번은 전이효소(transferase), EC 3번은 가수분해효소(hydrolase), EC 4번은 분해효소(lyase, 가수분해와 산화를 제외한 분해반응을 수행하는 효소), EC 5번은 이성질화효소(isomerase), EC 6번은 결합효소(ligase, 두 분자를 공유결합으로 합치는 반응을 수행하는 효소)입니다. 이 6가지의 번호는 다시 세분화하여 다양한 번호로 나타낼 수 있습니다. 좀 더 자세한 내용을 원하시면 '생화학'이라고 이름 붙여진 전공서적을 참고하시면 됩니다.

그 다음으로는 효소영양학적으로 분류하는 방법입니다. 우리 몸속에 존재하는 효소를 소화효소와 대사효소로 나누고, 우리가 먹는 음식에 존재하는 효소를 식품효소로 나누는 것입니다. 여기서 말하는 소화효소는 우리 몸속에서 음식물을 분해하고 이동시키는 역할을 하고, 대사효소는 체내 대사작용과 관련한 모든 화학적 변화를 일으키는 데 관여하는 효소를 말합니다. 한편 식품효소는 음식에 포함된 효소로서 우리 몸속에 부족하기 쉬운 소화기능이나 대사기능을 증진하는 데 사용되는 효소를 가리킵니다. 소화효소와 식품효소는 일반적으로 EC 3번이 많고, 대사효소는 EC 1번에서 6번까지 다양합니다. 앞으로 모든 효소제품은 EC 번호가 적혀 있는지 학인하시고, 대사효소인지 소화효소인지 식품효소인지도 확인해보시면 됩니다.

효소는 눈에 보이지 않지만 분자의 모양은 나타낼 수 있다

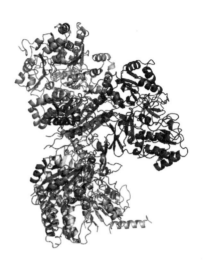

효소는 나노 크기로 육안이나 현미경으로 볼 수 없다. 단지 다양한 분석방법으로 조사된 구조를 위와 같은 모양으로 나타낼 수 있다. 둥글둥글 꼬인 부분은 알파헬릭스(α-helix), 납작한 화살표를 베타시트(β-sheet), 실선으로 표시된 루프(loop) 등이 대표적인 구조라고 할 수 있다. 이러한 구조는 기능을 결정하기 때문에 다양한 효소의 구조를 규명하려는 연구가 계속되고 있다. 위 그림은 컴퓨터 그래픽으로 나타낸 효소의 3차원 구조이다.

효소의 함량은 어떻게 표시하나요?

효소나 비타민 등은 일반적으로 함량을 무게 혹은 질량%로 나타내지 않습니다. 효소는 활성을 가지고 있는 활성단백질입니다. 따라서 단백질의 함량으로 나타낼 수 있을 것 같지만, 실제 동량의 단백질이라도 나타내는 활성이 무척 다릅니다. 귀금속인 금이라도 24K, 18K 등 함량에 따라 금의 등급이 나뉘는 것과 같은 이치입니다. 그래서 효소의 함량은 '활성단위(activity unit, AU)'라는 단위를 사용하여 표기합니다. 어떤 경우에는 국제 활성단위라고 해서 international unit의 약자인 IU를 사용하기도 합니다. 효소의 무게가 얼마냐가 중요한 게 아니라 실제로 얼마만한 활성을 보이느냐로 표기하는 것이죠. 즉 양이 문제가 아니라 실제적으로 일할 수 있는 능력이라고 보시면 됩니다. 그래서 '역가(力價)'라고도 합니다. 예를 살펴볼까요. 아밀라아제(DU, amylase dextrinizing unit)의 경우, 식약처에서는 충분한 양의 아밀라아제가 존재하여 30℃에서 1시간에 1g의 비율로 가용성 전분을 덱스트린화하는 효소의 양을 가리킨다고 명시되어 있습니다. 유사한 정의로 아밀라아제 1U는 표준분석 조건하에서 1분에 1mg의 가용성 전분을 덱스트린으로 만들 수 있는 효소의 양을 가리킵니다. 즉, 기관별, 연구자별로 정의가 조금씩 다르다는 것을 알 수 있습니다.

효소의 종류가 다양하듯 효소는 각 종류마다 활성을 측정하는 별도의 방법이 있습니다. 식품효소의 경우는 국제식품규격(CODEX)과 식약처에서 정한 규격이 있습니다. 일반적으로 아라비아 숫자로 표시되며(예: 100AU 혹은 10,000AU), 그 숫자가 큰 것이 활성이 높습니다. 앞으로 효소 관련 제품을 구입하실 때는 표지 혹은 내지에 표시된 효소의 활성을 유심히 보셔야 합니다. 비슷한 가격과 외관의 효소제품이라 할지라도 활성효소가 없는 제품도 상당수 있습니다.

효소의 역가(activity)란 무엇이고, 왜 역가가 중요한가요?

효소는 활성단백질로서 종류가 다양하고, 그 역할도 다릅니다. 아밀라아제는 전분을, 프로테아제는 단백질을 분해합니다. 역가란 이런 일을 하는 능력을 수치로 나타낸 것입니다. 즉 역가 혹은 역가수치가 높을수록 많은 일을 할 수 있습니다. 역가는 단위 U(unit)를 사용합니다. 즉 아밀라아제 100U보다 1,000U가 전분을 10배 더 잘 분해한다는 것입니다. 여기에 무게 단위를 고려하면 g당 단위 U/g가 됩니다. 효소 1g당 역가를 말합니다. 즉 동일한 효소 무게라도 역가가 다릅니다. 어떤 효소는 역가가 100U/g이고 다른 효소는 1,000U/g이라면 역가가 10배 높은 효소는 그 사용량을 1/10만 사용해도 역가가 낮은 효소와 동일한 일을 하게 되는 것이죠. 따라서 효소는 몇 g 혹은 몇 %가 포함되어 있느냐보다는 몇 활성단위가 들어 있느냐가 더 중요합니다. 활성이 높은 효소는 24K 금이고 활성이 낮은 효소는 14K 금이라고 생각할 수 있습니다. 역가가 중요한 이유는 역가가 높아야만 효소의 본래 기능을 잘 수행할 수 있기 때문입니다. 잘 만들어진 식품효소는 효소역가가 높은 효소를 풍부하게 함유하고 있습니다.

효소를 오래도록 안전하게 보관하거나 안정화시키는 방법은 없나요?

　효소는 단백질로 이루어져 있어서 외부 환경에 따라 쉽게 변질됩니다. 효소가 가진 촉매 성질이 사라지거나 줄어드는 것을 '변성(denaturation)'이라고 합니다. 대표적인 변성 요인으로는 온도가 있습니다. 뜨거운 불에 손을 데면 피부가 제 기능을 못 하는 것처럼, 효소도 고온에 노출되면 변성됩니다. 일반적으로 50℃ 온도에서 한 시간 정도면 효소의 변성이 일어납니다. 효소가 풍부한 과일이나 채소를 이 온도에서 조리하면 식재료에 포함된 효소는 그 기능을 잃게 됩니다. 청국장을 조리할 경우, 다른 재료를 먼저 끓이고 맨 나중에 청국장을 넣는 것이 효소의 활성을 유지하는 데 무척 중요합니다. 너무 오래 끓이고 튀기는 조리법은 효소를 변성시키는 요인이 됩니다. 온도 이외에 염도, 산도, 화학 성분 등이 변성을 일으킵니다. 너무 짜거나 신 음식은 효소가 많이 변성되어 있을 가능성이 높습니다. 그리고 식재료에 농약이나 다른 화학 성분으로 오염되어 있을 경우에도 효소의 변성이 일어납니다. 즉 무농약, 유기농 식재료가 효소활성을 유지하는 데 조금 더 좋은 영향을 끼친다고 말할 수 있습니다.

이렇게 변하기 쉬운 효소 단백질을 안정화시키는 방법이 있습니다. 대표적인 것이 냉동건조법(혹은 동결건조)과 안정화제 첨가법입니다. 식재료나 효소 용액을 얼린 후 진공 상태에서 물을 증발시키는 방법을 냉동건조라고 하는데, 일반적으로 라면의 건더기 수프나 커피 가루를 만드는 데 사용하는 방법입니다. 다음으로 황산암모늄염(ammonium sulfate), 글리세롤(glycerol), 트레할로스(trehalose)라는 첨가제를 이용하면 액체 상태에서도 효소를 오랫동안 안정화시킬 수 있습니다. 일반적으로 적정 농도를 잘 조절하여 냉장고에 보관할 경우 수 주일간 효소의 활성을 유지하는 것이 가능합니다.

효소를 담가 먹는 것은 너무 좋지만 또 너무나 오랜 시간이 걸리니 모든 가정이 다 담가 먹기엔 어려움이 있을 것 같은데, 올바른 섭취법과 주의점이 있다면요?

쉽게 구할 수 있는 효소제품을 먹는다 해도 효과를 보기 위해서는 효소역가가 높은 제품을 섭취하는 것이 좋겠습니다. 한국에서는 식품규격 중 효소식품으로 분류되어 있는데 발효효소가 50% 이상 포함되어 있을 때 효소식품으로 분류가 가능하다고 합니다. 이처럼 높은 효소활성을 함유하고 있는 발효효소 식품을 섭취하는 것을 권장합니다. 특히, 특정한 곡물효소 한 가지에 치우치기보다는 효소함유량이 풍부한 복합곡물효소 제품들을 꼼꼼하게 살펴 섭취하는 것이 현명한 방법입니다.

효소의 변성과 효소저해제의 작용은 어떻게 다른가요?

효소저해제란 효소의 활성을 방해하는 물질을 말합니다. 우리가 복용하는 약 중에서 효소저해제로 분류되는 제품은, 우리 몸속의 질병과 관련된 효소의 활성을 방해하여 몸의 항상성을 지키는 역할을 합니다. 예를 들어서 설명해보겠습니다. 살을 빼는 다이어트 약 중에 '아밀라아제 저해제' 그리고 '리파아제 저해제'가 있습니다. 이 (화학)약은 복용하면 몸속의 아밀라아제와 리파아제의 기능을 저해하는 (막는) 역할을 합니다. 일반적으로 기름기가 많은 삼겹살이나 피자 등을 먹으면 몸으로 들어가, 체내 위액과 효소의 작용으로 전분은 포도당으로, 지방은 지방산과 글리세롤로 분해되어 에너지원으로 사용됩니다. 에너지로 사용되고 남는 것이 몸에 축적되는 것이고요. 그런데 아밀라아제와 리파아제의 기능을 막게 되면 이러한 분해과정이 잘 이루어지지 않아 섭취한 음식이 몸의 영양소로 사용되지 못합니다. 결국 살이 빠지게 되는 것이죠. 이제 효소저해제가 조금 이해되셨나요? 어떤 물질이건 효소의 활성을 심각하게 방해한다면 효소저해제가 될 수 있습니다. 그런 면에서 중금속이나 화학물질도 효소저해제로 볼 수 있습니다.

한편 효소의 변성은 효소의 활성을 방해하는 다양한 조건이나 원인 혹은 상태로 인해 활성이 없어지는 현상을 말합니다. 일반적으로 효소의 변성 원인으로는 열과 산도를 들 수 있고, 높은 소금 농도, 앞서 설명한 화학물질이나 중금속의 존재 여부 등도 변성의 조건이라고 할 수 있습니다. 음식 재료와 조리에 관해서 이 원리를 적용해본다면, 최소한의 열을 가하고 좀 덜 짠 발효음식을 많이 섭취하는 것이 진정한 활성효소를 가까이하는 길입니다.

우리 몸을 건강하게 유지하기 위해서는 몸속에 존재하는 효소의 활성을 항상 높게 유지해야 할까요? 신문에서 보면 효소의 작용을 막는 효소저해제라는 것도 있던데요.

몸이 건강하기 위해서는 효소의 균형이 중요합니다. 어떤 효소는 많이 존재해서 활발히 활동해야 하지만, 어떤 효소는 때에 따라서 존재 자체가 해가 되기도 합니다. 예를 들어서 지금 식사를 했다고 생각합시다. 식사 때 먹은 음식물을 소화시키기 위해서는 소화효소가 많이 분비되어 활발히 작용하는 것이 필요합니다. 그래야 속도 편안하고 영양분도 흡수가 잘 되니까요.

그런데 우리 몸에 침입한 독감바이러스는 우리 몸에 살면서 그 숫자를 계속 증식하려고 합니다. 이때 바이러스는 다양한 효소를 이용하는데, 만일 이러한 효소가 활성이 높아서 활발히 활동한다고 생각해보세요. 바이러스로 인한 독감 증상이 더욱 심하게 되겠죠. 이럴 경우에는 바이러스의 활동을 막기 위해서 바이러스에 존재하는 효소의 기능을 막아야 합니다. 이렇듯 효소의 활성을 막는 물질을 '효소저해제'라고 합니다. 이러한 효소저해제는 다양한 약품 원료로 사용되고 있습니다.

주로 효소는 체온인 37°C에서 활성이 좋은 것으로 알고 있습니다. 그 이유가 무엇인지요?

효소의 중요한 특징 중 하나는 단백질의 3차원 구조와 기능이 잘 결합되어 있다는 것입니다. 즉, 모양에 따라 기능이 바뀐다는 원리입니다. 극단적으로 특정한 모양이 망가지면 기능이 없어지는 경우도 있습니다. 예를 들어 우리가 뜨거운 냄비에 손을 데면 화상으로 물집이 생기고 껍질이 벗겨지고 염증이 생깁니다. 피부의 기능은 외부에서 들어오는 유해 물질로부터 우리를 보호하는 것인데, 물집이 생기고 껍질이 벗겨지며 염증이 생기면 이러한 기능을 할 수 없게 됩니다.

효소도 이와 마찬가지로 특정한 온도에서만 그 고유한 모양을 가집니다(물론 우리는 맨눈으로 그 모양을 알 수 없습니다. 단지 특정한 반응을 통해 활성만을 확인할 수 있습니다). 각 생물은 고유한 생육조건을 가지고 있습니다. 북극에서 생활하는 고래나 물고기를 예로 들면, 많은 효소들이 10℃ 이하의 저온에서도 높은 활성을 나타냅니다. 즉 저온에 적합한 활성을 나타내는 것입니다. 따라서 사람의 체온이 37℃라는 것은 사람 몸속의 효소와 사람들이 섭취하는 음식물의 효소가 37℃에서 최적의 활성을 나타내도록 만들어졌다는 의미입니다.

물론 이러한 결과는 오랜 시간 동안 진화한 결과라고 설명할 수도 있고, 우연의 일치라고 설명할 수도 있습니다. 증명할 수는 없지만 결과적으로 지금의 우리 체온에서 활성이 좋은 효소를 섭취하는 것은 우리의 건강을 유지할 수 있는 좋은 방법입니다.

치즈를 만드는 효소는 어린 양의 위에서 얻는다고 하던데, 우리가 사용하는 여러 가지 효소는 어디서 얻을 수 있나요?

효소는 동물, 식물, 미생물(심지어는 바이러스) 등 살아 있는 생명체라면 어디서든 얻을 수 있습니다. 특히 전통적으로 식품을 만드는 분야에서는 동물성 효소가 광범위하게 사용되어 왔습니다. 예를 들어볼까요? 보리에서 나오는 알파-아밀라아제는 전분을 분해해서 올리고당을 제조하고, 고구마에서 나오는 베타-아밀라아제는 전분으로 맥아당을 제조합니다. 파파야에서 나오는 파파인은 식품 단백질을 분해하고, 파인애플에서 나오는 브로멜라인은 고기 근육 및 힘줄을 분해합니다. 돼지 췌장에서 나오는 트립신은 식품 단백질을 분해하고, 양의 위에서 나오는 리파아제는 지방산을 가수분해합니다.

이외에도 헤아릴 수 없는 많은 효소들이 동식물에서 얻어집니다. 그런데 더 중요한 것은 미생물에서 나오는 효소입니다. 미생물 유래 효소는 숫자와 양에 있어서 타의 추종을 불허합니다. 특히 최근 유전자 재조합 기술 덕분에 우리가 원하는 효소만을 선택적으로 단시간에 경제적으로 생산할 수 있는 길이 열렸습니다. 이렇게 대량으로 생산되는 효소는 '산업용 효소(Industrial Enzyme)'라고 합니다.

먹는 효모와 효소는 어떻게 다른가요?

　간단히 말해서 효모는 미생물의 한 종류이고, 효소는 미생물 속에 들어 있는 단백질 분자입니다. 그러니까 크기로 말하면 효소가 효모보다 훨씬 작습니다. 효모는 살아 있는 생명체이고 효소는 화학물질입니다. 즉 효소는 효모 속에 들어 있는 셈이죠. 효모균에는 무척 다양한 종류의 효소가 들어 있습니다. 그러나 동일한 무게라고 한다면 효모식품보다는 효소식품 속에 효소가 더 많이 들어 있습니다. 즉 미네랄과 비타민 등의 영양소와 효소를 같이 섭취하고 싶으면 먹는 효모를 선택하고, 효소를 좀 더 많이 섭취하고 싶으면 효소식품을 선택하면 됩니다.

우리의 몸속에는 얼마나 많은 종류의 효소가 있나요?

　사람의 몸속에는 수만 종의 효소가 존재합니다. 효소는 주로 소화기관과 장기에서 만들어져 혈액을 통해 몸 곳곳으로 이동하여 고유한 기능을 수행하죠. 예를 들어보겠습니다. 침 속에 들어 있는 아밀라아제라는 효소는 음식물 중에서 탄수화물을 1차로 분해합니다. 위장에서는 펩신이라는 효소가 분비되어 단백질을 분해시키고, 췌장과 소장에서는 트립신, 에렙신, 리파아제 등의 효소가 분비되어 단백질 일부와 지방을 분해합니다. 눈물에는 라이소자임이라는 용균효소가 있고 혈액 속에는 용균효소, 단백질 분해효소, 핵산을 분해하는 효소 등이 다량 존재하여 우리의 피를 외부 세균이나 바이러스에 오염되지 않도록 지켜주고 있습니다. 그런데 이 효소가 나이가 먹어감에 따라 줄어든다는 게 문제입니다. 그래서 40대 이후에는 소화기능 등이 떨어지게 되는 것입니다. 이렇게 부족해진 효소는 다양한 음식으로 보충해주면 효과를 볼 수 있습니다.

우리 몸의 효소가 그렇게 중요하다면 효소를 채우는 일과 함께 우리 몸에 존재하는 효소를 잘 지키는 것도 중요하리라 생각합니다. 내 몸의 효소를 빼앗아 가는 '효소도둑'에는 어떤 것들이 있는지 궁금합니다.

몸의 효소 결핍을 부추기는 '효소도둑'이 많습니다. 그중에서 각별히 조심해야 할 효소 결핍 유발인자를 소개하겠습니다. 우선 과도한 사우나와 운동입니다. 적당한 운동은 몸의 혈액순환을 돕고 몸속에 존재하는 활성산소를 제거하는 등 긍정적인 면도 많습니다. 그러나 운동도 일종의 산화과정이기 때문에 노화를 촉진할 수 있습니다. 따라서 너무 심한 운동을 하면 세포가 늙고 과도한 땀과 체액이 배출되면서 몸속의 효소도 빠져나갑니다.

다음으로 질병과 장기간의 약물 복용입니다. 병을 치료하기 위해 복용하는 약은 인체 내 효소량을 감소시킵니다. 약물의 종류에 따라서 장기간 약물을 복용하면 소화 장애를 일으키거나 골다공증, 고혈압, 당뇨 등을 유발하기도 합니다. 우리 몸은 이러한 문제를 해결하기 위하여 더 많은 소화효소와 대사효소를 소모하게 됩니다. 약은 인체 내 효소의 작용을 억제하는 경우도 많습니다. 따라서 약은 반드시 의사로부터 처방받아 복용하는 것이 바람직합니다.

음주와 흡연 역시 효소도둑입니다. 음주와 흡연은 활성산소의 발생을 증가시켜, 우리 몸을 늙게 만드는 원인입니다. 우리 몸은 산화를 방지하기 위하여 다양한 대사효소를 소모하게 됩니다. 알코올과 타르는 세포를 직접 공격하여 망가뜨리기도 합니다. 망가진 세포는 더 이상 효소를 생산할 수 없습니다.

우리 주변의 오염된 물과 공기는 효소와 결합하여 효소의 활성을 떨어뜨립니다. 중금속과 화학물질로 오염된 환경에 장시간 노출되면 효소만 소모되는 것이 아니라 몸속에 있는 효소의 기능을 막기까지 합니다. 유기농 채소나 과일을 찾는 이유도 이 때문입니다.

마지막 효소도둑은 스트레스입니다. 정신과 육체는 하나입니다. 스트레스는 뇌를 자극하여 세포의 활동을 억제하는 여러 가지 호르몬과 신경전달물질을 분비하게 만듭니다. 이렇게 분비된 호르몬과 신경전달물질은 효소의 활성을 줄이고 효소를 생산할 수 있는 세포의 기능을 억제시켜 전체적으로 효소 생산을 막습니다.

우리 주변의 효소도둑

1. 과도한 사우나와 운동

2. 질병과 장기간의 약물 복용

3. 장기간의 음주와 흡연

4. 오염된 생활환경

5. 스트레스 등

우리 몸에 부족한 효소를 채우는 가장 쉬운 방법은 무엇인가요?

우리 몸에서 필요한 효소는 그 종류와 수가 너무 많아 일일이 채울 수 없습니다. 그러나 몸의 소화를 돕는 음식을 섭취하여 소화에 대한 부담을 줄이면 그만큼 몸에서 소화효소를 분비할 필요가 없어집니다. 따라서 결국 효소를 절약하게 되어 효소를 채우는 효과를 나타나게 되는 것이죠. 소식을 하면 장수하는 것도 이런 맥락에서 이해할 수 있습니다. 따라서 우리 몸에 부족한 효소를 채우는 가장 쉬운 방법은 효소가 풍부한 음식을 자주 섭취하는 것입니다. 과일(키위, 파인애플 등), 채소(토마토, 당근 등 열매나 뿌리채소류), 발효식품(생청국장, 김치, 새우젓 등)을 식탁에 자주 올리는 것이 좋습니다. 이들 식품과 음식에는 '식품효소'가 풍부하게 들어 있습니다. 이 효소는 음식을 삭히는 작용을 하는데, 미생물의 도움으로 일어나는 발효과정 중에 효소의 종류와 양이 늘어나기도 합니다.

우리나라에서 인정하는 효소식품에는 어떤 것이 있나요?

　효소식품은 『식품공전』에서 다음과 같이 정의하고 있습니다. "식물성 원료에 식용미생물을 배양시켜 효소를 다량 함유하게 하거나 식품에서 효소함유부분을 추출한 것 또는 이를 주원료로 하여 섭취가 용이하도록 가공한 것을 말한다." 즉 곡류나 과일에 먹을 수 있는 안전한 미생물을 배양시켜서 발효된 제품이라고 볼 수 있습니다. 그 종류로는 곡류효소함유제품, 배아효소함유제품, 과채류효소함유제품, 기타식물효소함유제품 등이 있습니다. 제품의 규격은 수분이 10% 이하로서, 액상 제품을 제외하고 조단백질이 10% 이상이고 아밀라아제와 프로테아제가 양성이어야 합니다. 그러나 역가의 정량적 기준이 없어서 활성도가 낮은 제품도 많이 있습니다. 따라서 소비자가 제품을 선택할 때에는, 신뢰도가 높은 판매처와 제조원인지를 확인해야 합니다.

우리나라 건강기능식품에 '효소식품'이 빠져 있는데, 그 이유는
효소가 인체에 효과가 없어서 그런 것은 아닌가요?

건강기능식품은 식품과 의약품의 중간에 위치한 제품으로서 식품
처럼 섭취할 수 있고 특정 질병의 치료와 예방에 도움을 줄 수 있는
제품을 말합니다. 정확한 정의를 말씀드리면 '건강기능식품'은 인체
에 유용한 기능성을 가진 원료나 성분을 사용하여 제조 및 가공한 식
품을 말합니다. 이때 기능성이라고 하는 것은, 인체의 구조 및 기능에
대하여 영양소를 조절하거나 생리학적 작용 등과 같은 보건 용도에
유용한 효과를 얻는 것을 뜻합니다. 식약처에서는 우리 몸의 건강에
유용할 거라고 여겨지는 성분들에 대해 동물시험이나 인체실험 등
과학적으로 근거가 있을 때 기능성 원료로 인정해 주고 있으며, 이러
한 기능성 원료로 만들어진 제품이 건강기능식품입니다.

그런데 문제는 이러한 과학적 근거를 제시하는 주체가 우리나라
정부가 아니고 그 제품을 판매하고자 하는 '회사'라는 것입니다. 즉,
아무리 원료와 제품이 좋다고 해도 국내에 관련 제품의 시장이 미성
숙한 단계에 있고 그 제품을 판매하는 회사가 아직 초기 단계에 있다
면 관련된 과학적 근거를 제시하는 데 어려움이 있을 것입니다. 효소

시장은 2010년 이후로 조금씩 성장하고 있는 단계라서 아직 규모가 큰 회사가 없어서 관련 서류를 제출하지 못한 것일 뿐, 효과가 없는 제품이라서 빠진 것은 아닙니다. 그 증거로서 비타민C의 경우 여러 과학적 논문에서 감기 예방 효과 혹은 섭취와 관련된 효과가 없다는 보고가 많이 있지만, 관련 회사들의 적극적인 노력으로 건강기능식품에 포함되어 있습니다. 그리고 꽃송이버섯을 비롯한 다양한 버섯의 효능효과가 과학적으로 증명되어 있지만, 국내에 관련 기업의 상업화 사례가 없다 보니 아직 건강기능식품에 등재되지 않는 버섯 제품이 많이 있습니다. 따라서 단순히 건강기능식품에 그 이름이 없다고 해서 효능효과가 없는 제품이라고 말하는 것은 현실을 모르는 이야기라고 할 수 있습니다.

효소(기능)제품과 효소함유제품의 차이는 무엇인지요?

　현재 우리나라에서 판매되는 식품은 크게 일반식품과 건강기능식품으로 나눌 수 있습니다. 효소함유제품은 일반식품으로 분류됩니다. 일반식품은 별도의 주의사항이 없이 간편하게 먹을 수 있는 식품을 가리키는데, 효소함유제품이 여기에 해당됩니다. 건조한 곡류를 발효하여 여기에 일정 성분의 효소를 추가로 넣은 제품입니다.

　한편 건강기능식품은 특정한 질병의 예방과 완화에 도움을 주기 위해 성분이 좀 더 표준화되고 그 성분에 의한 기능이 일정 수준에서 검증된 제품을 가리킵니다. 국가건강정보포털에 소개된 정의를 살펴보면, "건강기능식품은 일상 식사에서 결핍되기 쉬운 영양소나 인체에 유용한 기능을 가진 원료나 성분(이하 기능성원료)을 사용하여 제조한 식품으로 건강을 유지하는 데 도움을 주는 식품입니다. 식품의약품안전처는 동물시험, 인체적용시험 등 과학적 근거를 평가하여 기능성원료를 인정하고 있으며 이런 기능성원료를 가지고 만든 제품이 '건강기능식품'입니다"라고 적고 있습니다.

　현재 나토키나아제의 경우, 주원료로 HK낫토배양물을 함유하고

"혈액의 흐름을 방해할 수 있는 혈소판 응집을 억제하여 혈액 흐름을 원활히 하는 데 도움을 줄 수 있음"이라는 기능성을 표시하여 판매하고 있습니다. 즉, 효소함유제품은 일반식품으로 의학적 유용성을 담보하지 못한 일반식품이라는 점을 명심하셔야 합니다.

약과 건강기능식품의 차이는 무엇인가요? 병을 치료하기 위해 건강기능식품만 섭취해도 문제가 없는지요?

약과 건강기능식품의 차이에 대해 살펴보면, 의약품은 질병의 치료나 예방을 위한 목적으로 만들어졌기 때문에 즉각적인 약리효과를 기대할 수 있지만, 직접 신체에 영향을 주는 만큼 부작용이나 상호작용 등 부가적으로 일어날 수 있는 부분을 고려해야 합니다. 그에 비해 건강기능식품은 일상 식사에서 결핍되기 쉬운 영양소를 보충하거나 기능성 원료를 사용하여 건강 유지에 도움을 주는 식품의 종류로 안정성에 초점이 맞춰져 있으며, 질병의 치료나 예방을 위한 목적이 아니므로 약을 완벽하게 대체할 수는 없습니다. 하지만 건강기능식품을 각각의 목적에 맞게 잘 복용한다면 우리 몸의 건강에 여러 가지 면으로 크나큰 도움을 줄 수 있습니다. 따라서 어떻게 또는 얼마나 제대로 건강기능식품을 선택하느냐에 따라서 그 결과가 달라질 수 있으므로 정확한 정보에 따라서 믿을 만하고 검증된 제품을 선택하는 것이 중요합니다. 우리가 익히 알고 있는 비타민이나 칼슘, 유산균 등의 일부 영양소는 그 효과나 이론이 대체적으로 검증된 상태고 안정성에 대해서도 많이 확립되어 있기 때문에 굳이 의약품으로만 한정되지 않고 건강기능식품으로도 출시되고 있습니다. 대신 의약품은 그 목적에 들어맞기 위해서 제조설비부터 만드는 공정, 사후 관리에 이르기까지 까다롭고 세심한 과정을 요구하기 때문에 품질 면에서 더욱 확실히 보증할 수 있습니다. 그러나 약도, 건강기능식품도 지나치게 맹신하면 위험합니다. 우리의 건강에는 운동과 휴식과 더불어 매일 먹는 일상생활에서의 음식이 중요합니다.

2부

먹고 치료하는 효소

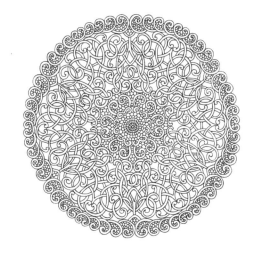

1. 식생활 건강과 효소

효소와 식생활의 관계가 궁금합니다.

　현대 사회는 생활양식의 변화와 이에 따른 식생활 패턴의 변화로 인해, 식생활과 연관된 질병의 구조와 내용이 변화하고 있습니다. 우리가 섭취하고 있는 대부분의 음식은 자연식이라기보다는 가공식품과 정제식품이 주류를 이루고 있습니다. 이러한 식품들은 인체기능의 유지에 필수적인 효소, 비타민, 미네랄, 식이섬유 등의 각종 영양소가 파괴되어 있습니다. 또한 각종 화학물질과 유해물질의 축적으로 인해 심혈관질환, 대사질환, 비만, 암 등과 같은 만성질환의 원인이 되고 있습니다. 따라서 만성질환의 예방 및 치료를 위하여 자연식품에 가까운 음식을 섭취하는 것이 무척 중요합니다. 이미 선진국에서는 효소가 풍부하며 프로바이오틱스(유산균)와 프리바이오틱스가 다량 함유된 식사의 효과에 대한 연구가 지속적으로 이루어지고 있습니다. 이제부터는 건강에 대한 패러다임을 바꾸어 좋은 것을 먹는 것과 더불어 좋은 것을 몸에서 잘 흡수시켜 사용할 수 있도록 해야 합니다. 이러한 영양 공급의 중심에 효소가 있습니다. 아무리 좋은 것을 섭취해도 효소가 제 기능을 하지 못하면 우리 몸으로 흡수되어 사용될 수 없습니다.

효소식품을 우리가 섭취했을 때 얻을 수 있는 유익은 정확히 어떤 것이 있나요?

효소의 중요한 역할은 크게 4가지로 구분할 수 있습니다. (1) 음식물의 소화와 흡수, (2) 체내에 축적된 노폐물의 분해와 방출, (3) 혈액의 정화, (4) 염증의 감소와 정균작용입니다. 다른 여러 가지 내용이 많이 있지만 크게 보면 이렇게 4가지 때문에 생기는 효과라고 할 수 있습니다. 여러분이 그동안 효소를 섭취하면서 느꼈던 효과는 어떤 것이었나요? 궁금하네요.

매일 효소를 복용하는 사람과 효소를 복용하지 않는 사람 사이에 노화도의 차이가 있나요?

효소를 복용하면 노화를 억제할 수 있다는 것은 많은 연구를 통하여 간접적으로 증명되었습니다. 그러나 직접적인 증거를 확보하기 위해서는 광범위한 임상실험이 필요합니다. 특히 음식에 들어 있는 효소의 양을 측정하는 일과, 섭취한 효소 중에서 얼마나 많은 양이 몸에 흡수되었는지를 확인하는 일은 거의 불가능에 가깝습니다. 더군다나 우리 몸의 노화도를 확인하는 것은 더 어렵습니다. 따라서 질문을 조금 바꾸어 효소가 풍부한 식생활을 하는 사람과 인스턴트 위주의 식생활을 하는 사람의 질병 유무를 확인해보는 것이 좋다고 생각합니다. 국내외 여러 연구결과를 살펴보면, 기름을 적게 먹고 신선한 채소와 생선 위주로 하는 식생활을 하는 사람의 평균 연령이 높습니다. 특히 효소가 풍부한 발효음식과 발효유를 자주 섭취하는 사람들의 삶의 질은 무척 높습니다. 즉, 효소를 건강식품으로만 생각하지 말고, 효소가 풍부한 식사를 하고, 인체 내 효소량을 늘리기 위해서 휴식과 운동을 병행하는 삶이야말로 오래도록 늙지 않고 건강하게 사는 비결이 아닐까 합니다.

효소와 함께 섭취하면 유익한 것으로 과일과 채소, 미네랄, 비타민, 발효식품, 유산균 등이 거론됩니다. 이 중에서 특히 효소와 유산균을 함께 복용하면 좋다고 하는데, 왜 그런가요?

일반적으로 효소는 음식의 분해와 소화를 촉진하여, 음식물의 분해물질인 포도당과 아미노산 등이 장내 미생물의 먹이로 쉽게 이용될 수 있도록 도와줍니다. 그리고 신선한 과일과 채소로 이루어진 음식 속에는 다양한 종류의 프리바이오틱스가 풍부하게 들어 있습니다. 따라서 효소가 풍부한 식품을 꾸준히 섭취하면 소화기능이 향상될 뿐만 아니라 우수한 프리바이오틱스를 공급하게 됩니다. 음식으로 맛있는 김치나 청국장 등의 발효음식을 즐겨 먹는 것은 좋은 습관입니다. 특히 김치는 전통 발효식품의 대명사로서 유산균의 보고(寶庫)입니다. 오이지, 동치미, 피클 등 절임채소에도 유산균이 풍부하게 들어 있습니다. 유산균만을 모아서 건조한 정장제를 섭취하는 것도 좋습니다. 효소와 프로바이오틱스를 같이 섭취하는 것에 대한 가장 많은 오해는, 효소는 장건강과 무관하다는 것입니다. 이것은 잘못된 생각입니다. 효소는 음식의 분해와 소화를 도와 장을 건강하게 하는 가장 중요한 성분 중의 하나입니다. 효소는 동물, 식물, 미생물 유래 효소가 모두 도움을 줄 수 있습니다.

효소가 풍부한 음식이 발효음식과 채소, 과일 등이라고 알고 있습니다. 개인적으로 버섯을 좋아하는데 다른 채소에 비해 버섯에 효소가 풍부한지 궁금합니다.

버섯은 곰팡이의 일종으로 실처럼 생긴 균사체와 손가락 크기의 갓과 기둥으로 된 자실체로 이루어져 있습니다. 식용으로는 주로 자실제가 이용되는데 나무나 흙에서 자라고 베타글루칸을 비롯해 다양한 영양 성분을 함유하고 있어서 예로부터 암을 예방하는 건강식품으로 각광받고 있습니다. 영지버섯, 상황버섯, 차가버섯, 표고버섯, 느타리버섯, 송이버섯, 양송이버섯, 목이버섯, 능이버섯, 꽃송이버섯 등 이루 헤아릴 수 없이 많습니다. 이 버섯은 탄수화물, 지방, 단백질, 비타민, 미네랄이 풍부해 그 자체만으로도 우수한 식재료입니다. 버섯에는 당연히 여러 효소가 풍부하게 함유돼 있습니다. 버섯에 함유된 효소량은 일반적인 채소와 유사한 수준입니다. 그러나 이 버섯을 너무 오래 끓이면 버섯 속에 포함된 효소가 모두 실활(deactivation)됩니다. 따라서 버섯을 섭취하는 가장 좋은 방법은 더운 물에 살짝 데치거나 삶는 것입니다. 말린 버섯도 효소 함량이 적지 않게 들어 있으니 참고하세요. 그러나 오래 삶거나 튀긴 제품에는 효소는 없고, 열에 강한 면역 성분인 베타글루칸과 버섯의 기름 성분이 남아 있습니다.

발효음식과 신선한 채소나 과일 중에서 어느 쪽이 효소 함량이
더 높은가요?

효소의 함량은 음식의 종류와 조리방법에 따라 모두 상이합니다.
콩을 예로 들어보겠습니다. 콩에 포함된 효소의 양과 콩을 발효한 청
국장을 비교해보면, 청국장 쪽이 수백 배 이상 효소 함량이 높습니다.
그러나 키위의 경우, 키위에 포함된 효소의 양과 키위 요구르트에 포
함된 효소의 양을 비교한다면 그리 큰 차이가 없습니다. 정리해서 말
씀드리면 (1) 원물에 효소가 많이 포함되어 있지 않는 채소나 과일의
경우, 발효시키면 효소 함량이 크게 증가합니다. (2) 원물에 효소가
풍부하게 함유되어 있는 채소나 과일의 경우, 발효를 통한 효소 함량
증대는 그리 크지 않습니다.

먹어서 도움이 되는 효소 중에서 가장 중요한 효소는 무엇인가
요?

　먹는 효소는 크게 단백질을 분해하는 프로테아제(protease), 전분
을 분해하는 아밀라아제(amylase), 기름을 분해하는 리파아제
(lipase), 섬유소를 분해하는 셀룰라아제(cellulase), 우유의 유당을 분
해하는 락타아제(lactase) 등이 있습니다. 다양한 효소가 혼합되어 있
는 동물성 판크레아틴(pancreatin)도 있습니다. 이 중에서 동물, 식
물, 미생물로부터 얻어지는 프로테아제는 단백질을 분해하여 아미노
산으로 전환시킵니다. 프로테아제는 소화보조제로서 사용되며 일부
만성 혹은 급성 질환에도 사용됩니다. 대표적인 프로테아제는 파파
인(papain), 트립신(trypsin), 키모트립신(chymotrypsin), 브로멜라인
(bromelain) 등이 있습니다. 이러한 프로테아제는 몸의 염증을 치료
하는 효과가 있어 관절염, 비만 치유 등에 광범위하게 사용이 가능합
니다. 아밀라아제는 그 기능을 발휘하기 위하여 칼슘을 필요로 합니
다. 아밀라아제는 전분, 글리코겐 등에 작용하며 다른 효소들과 함께
소화보조제로 사용됩니다. 리파아제는 중성지방을 지방산과 글리세
롤로 분해합니다. 리파아제는 판크레아틴을 포함한 치료에 있어서

그 효과를 증대시킵니다. 락타아제는 우유를 먹고 설사하는 사람들을 치유하는 효과가 있습니다. 셀룰라아제는 곰팡이에서 유래된 것으로, 식물성 섬유소와 시리얼에 포함된 글루칸을 분해하여 소화를 증진시킵니다. 마지막으로 혼합효소인 판크레아틴은 동물에서 얻어지며 단백질, 지방, 탄수화물을 모두 분해할 수 있는 기능을 가지고 있습니다. 이 효소는 췌장기능 저하나 소화 장애를 치유하는 데 사용하고, 폐를 비롯한 여러 세포에 문제를 유발하는 낭포성섬유증(cystic fibrosis)을 앓고 있는 환자를 치유하는 데 사용됩니다.

음식을 통해 효소를 섭취하려고 하는데, 생식만 해야 하나요?

　생식이 효소를 많이 함유하고 있는 것은 사실입니다만, 생식만이 답은 아닙니다. 우리가 섭취하는 음식은 식재료에 따라 효소를 비롯한 다양한 영양소를 함유하고 있습니다. 예를 들어 토마토 같은 채소는 붉은색 색소인 라이코펜이 풍부한데, 이 라이코펜은 기름과 같이 섭취해야 흡수가 잘 되고, 채소의 조직을 연화시키려면 열을 가하는 것이 도움이 됩니다. 귤이나 바나나도 겨울철에 구워 먹으면 조직도 연화되고 영양분의 손실도 적습니다. 그리고 여름철의 고온 다습한 환경에서는 미생물의 오염이 많기 때문에 섭취하는 물과 음식은 잘 살균해서 드셔야 합니다. 사실 시중에서 판매되는 생식 제품의 경우 건조방법에 따라 효소의 함량도 많이 차이가 납니다. 과일이나 채소를 신선한 상태로 급속 냉동시킨 후 건조하는 '동결건조' 방법으로 처리한 제품을 선택하는 것이 좋습니다. 생식과 유사한 단어에 선식이라는 것이 있는데, 이것은 곡류를 볶아서 맛을 좋게 가루 형태로 만든 것입니다. 생식은 아무래도 맛이 좀 덜해서 선식을 선호하는 분들도 있는 것 같습니다. 그러나 선식은 열에 강한 영양소만 있고 효소나 기타 휘발성 미량원소는 없다고 보셔야 합니다. 최근에는 볶은 곡류를 발효하여 선식의 맛과 효소의 영양을 추가한 '효소식'도 있어, 소비자의 선택이 조금 더 다양해졌습니다.

액상으로 제조된 효소와 분말로 만들어진 효소 중에서 어떤 효소가 흡수율이 좋은지, 우리 몸에 더 유익한지 알고 싶습니다.

　아직 국내에는 액상 효소가 출시되어 있지 않습니다. 유사한 형태로 열을 가하지 않은(혹은 끓이지 않은) 발효액 제품을 예로 들어 말씀드리겠습니다. 같은 성분 혹은 동량의 효소가 포함되어 있다고 가정한다면, 액상으로 제조된 제품의 흡수율이 높다고 할 수 있습니다. 분말의 경우 몸속에서 소화액과 섞여 흡수되는데, 이때 녹는 단계에 조금의 시간이 더 소요됩니다. 녹지 않는 파우더보다는 녹는 액상의 형태가 몸속에서 소화액과 잘 섞이기 때문에(가용화가 쉽기 때문에), 그리고 흡수의 측면에서 액상 제품이 조금 더 유리합니다. 그러나 최종적으로 몸으로 흡수되는 총량은 액상과 분말의 차이가 크지 않습니다. 따라서 시간적으로는 액상이 조금 더 유리하지만, 몸에 유익한 정도는 두 가지 제형 모두 유사하다고 할 수 있습니다.

2. 질병과 효소치료

병에 걸리면 다양한 증상이 나타납니다. 이 증상에 따라 병원을 찾아 적절한 처방을 받게 되는데요, 혹시 우리 몸의 효소 부족을 알 수 있는 자각 증상이 있을까요?

우리 몸속에 충분한 효소가 존재한다면 굳이 효소를 따로 섭취할 필요가 없습니다. 그러나 아무리 건강한 사람이라도 나이가 들어감에 따라 인체 효소량은 감소합니다. 따라서 음식과 휴식 그리고 건강식품을 통해 효소를 보충해주는 것이 좋습니다.

최근에 전국적으로 효소 열풍이 전국을 강타한 이유도 효소의 양이 급격히 감소하기 시작하는 40대 전후 연령층에서 효소를 섭취하고 그 효과를 경험했기 때문이라고 생각합니다. 만약 효소 부족이 염려된다면 다음의 내용을 보고 확인해보세요. 아래 7가지 중에서 3개 이상에 해당한다면 효소 부족이라고 의심해봐야 합니다.

1. 소화불량, 복부팽만, 트림이 잦다.

2. 설사, 변비가 잦고 냄새가 고약하다.

3. 만성피로 증상이 있다.

4. 식곤증이 심하다.

5. 음식 알레르기가 있다.

6. 만성통증, 만성염증을 달고 산다.

7. 감기를 달고 산다.

나이가 들면 소화가 안 되고 몸의 여기저기가 아파오기 시작하는데, 몸속에 존재하는 소화효소와 대사효소의 양이 줄어들면서 이러한 일이 생기는 것입니다. 물론 자연스러운 노화 증상으로 볼 수 있습니다. 하지만 효소가 풍부한 식생활을 유지한다면 이러한 노화가 점진적으로 진행되도록 할 수 있습니다. 즉 나이가 들어감에 따라 효소가 감소하는 이유는 모든 생명체의 세포가 시간이 지나 노화되기 때문이고, 효소의 결핍도 그래서 생긴다고 할 수 있습니다.

인체의 체온을 1℃만 올려도 면역이 30% 증가한다고 하는데 왜 그런가요? 효소와 관련이 있나요?

면역은 건강의 다른 이름입니다. 즉 '면역력이 높다＝건강하다'입니다. 면역력이 떨어지면 병에 걸리기 쉽습니다. 외부의 바이러스, 세균, 미세먼지 그리고 내부의 활성산소(ROS)와 암세포가 호시탐탐 여러분의 건강을 노리고 있는데, 이러한 적군이 체내에 들어왔을 때 이겨낼 수 있게 도와주는 힘이 바로 면역력입니다. 우리 몸은 '면역'이라는 방어시스템을 갖추고 외부와 내부의 적을 물리치고 있습니다. 그래서 면역력이 떨어지면 결핵, 폐렴과 같은 호흡기 질환은 물론 암, 당뇨, 대상포진 등에 걸릴 수 있습니다. 문제는 한 해 한 해 나이가 들수록 면역력이 약해진다는 데 있습니다. 그래서 노화 과정은 면역력 쇠퇴의 과정이라고 하는 것이죠. 노화가 오면 흉선이나 지라(비장) 등이 퇴화하면서 면역 체계에 큰 변화가 생깁니다. 흉선이 퇴화하면 T림프구가 자연히 줄어듭니다. 또한 50세 이후에는 지라의 크기가 줄어들면서 혈구의 양이 감소해 면역 체계가 약해집니다.

약해지는 것도 문제지만 과한 것도 문제입니다. 과도한 스트레스와 잘못된 음식의 섭취는 면역력의 과잉 작용을 일으킬 수 있습니다.

면역력이 과잉 작용하면 우리 몸의 정상 세포를 적으로 생각해서 공격하는 자가면역질환을 일으키기도 하고, 해가 없는 외부 물질에 대해서도 과민하게 반응하는 아토피, 비염, 천식 같은 알레르기성 질환을 일으키기도 합니다. 즉, 우리나라를 지키는 군인이 적국이 아니라 아군을 공격하는 내전 혹은 쿠데타가 발생하게 되는 겁니다.

일반적으로 면역력을 높이기 위해 필요한 요소가 두 가지 있는데, 체온과 장건강입니다. 건강하게 살기 위한 최적의 체온은 37℃입니다. 이 온도에서 우리 몸의 면역력이 높아지고 영양분의 체내 흡수를 돕는 소화효소가 가장 활발하게 작동합니다. 그래서 체온이 1℃ 떨어지면 면역력이 30% 낮아지고, 반대로 체온이 1℃ 올라가면 면역력이 5배나 높아진다고 합니다. 이를 위해서 적당한 운동과 반신욕을 권장합니다. 특히 목욕물의 온도는 38~41℃가 좋습니다. 이 온도보다 높으면 너무 뜨겁게 느껴지기도 하고, 실제로 피부가 약한 분들은 화상을 입기도 합니다. 미지근한 물로 반신욕 혹은 목욕을 10분 정도 하면 우리 몸의 부교감신경이 활성화되고 심박을 적당히 올리며 내장 기능을 촉진하고 근육을 이완시켜 휴식을 취하기에 좋습니다.

음식으로는 채소과 과일을 규칙적으로 섭취하는 것이 좋습니다. 위에서부터 십이지장, 소장, 대장으로 이어지는 소화기관은 전체 면역세포의 70% 이상을 생산합니다. 음식에 포함된 수많은 미생물과 이물질에 적절히 대처하지 못하면 생명을 잃을 수도 있습니다. 더불어 소장과 대장에 사는 장내세균총이 면역 기능을 조절하는 역할을 합니다. 장건강을 유지하기 위해서는 풍부한 수분과 섬유질 섭취, 적절한 운동이 필요합니다. 그리고 장을 따뜻하게 하는 것이 필요합니다. 배를 따뜻하게 해야 유해균이 줄고 유익균의 활동이 원활합니다. 몸 전체 체온도 중요하지만 배(혹은 장)을 따뜻하게 하는 것은 더욱 중요합니다. 따뜻한 온도는 미생물과 효소의 작용으로 우리의 소화와 에너지 흡수를 돕고 면역력을 올려주는 역할을 합니다.

쾌변을 위해서 효소와 유산균을 같이 먹으면 좋은가요?

하루를 상쾌하게 시작하려면 배변 활동만큼 중요한 것은 없습니다. 배변을 위해서는 식이섬유가 풍부한 음식을 충분히 섭취하는 것뿐만 아니라 원활한 장운동이 필수적입니다. 장운동을 관장하는 것은 호르몬의 작용과 더불어 장내 미생물의 환경입니다. 소장은 음식물의 영양분이 흡수되는 곳이고 대장은 소장에서 흡수하지 못한 영양분을 마저 흡수하고 수분을 짜내서 배출하는 곳입니다. 소장보다는 대장의 연동운동이 중요한데요, 대장의 산도가 약산성이 되어야 유익한 미생물들이 많아집니다. 우리 몸에 유익한 미생물을 프로바이오틱스(probiotics)라고 하고 프로바이오틱스가 먹는 먹이를 프리바이오틱스(prebiotics)라고 합니다. 락토바실러스(Lactobacillus) 혹은 비피더스(Bifidus) 같은 미생물이 대표적인 프로바이오틱스이고, 식이섬유나 올리고당이 대표적인 프리바이오틱스입니다. 효소는 음식물을 잘 분해시켜서 흡수될 수 있는 영양분으로 만들고, 섬유조직은 분해하여 프리바이오틱스를 만듭니다. 따라서 장을 건강하게 하기 위해서 효소와 유산균을 같이 먹으면 '프로바이오틱스+프리바이오틱스' 조합을 이룬다고 할 수 있습니다. 그러나 유산균 제품의 경우 맛을 위해 많은 양의 감미료가 함유되어 있기 때문에 칼로리에 조금 은 신경을 쓰셔야 합니다.

과일의 당분, 탄수화물의 당분, 설탕의 당분 등 많은 채소와 과일에도 당분이 있습니다. 설탕의 당분만이 장내 유해균의 먹이가 되어서 안 좋은 건가요? 아니면 모든 당분이 좋지 않은가요? 과일이나 채소 탄수화물에 들어 있는 당분은 설탕의 당분과 조직 자체가 다르지 않을까요?

우선 당분과 탄수화물을 구분해야 이해가 쉬울 듯합니다. 당(糖)은 설탕을 비롯한 당 성분을 가리키는 말입니다. 당이란 식용 결정체이고 단맛을 내는 설탕, 유당, 과당 등의 물질들을 지칭하는 비공식적인 용어입니다. 대부분 음식에서 당이라 함은 거의 확실하게 사탕수수와 사탕무에서 얻어지는 설탕을 지칭합니다. 다른 당들도 음식 산업계에서 사용되지만 그들은 보통 포도당이나 과당 혹은 맥아당 등과 같은 특별한 이름으로 불립니다.

한편 탄수화물이라는 말은 일반적으로 탄소가 물과 함께 있다는 의미입니다. 물론 학문적으로는 탄수화물(炭水化物, carbohydrate)은 단당류 혹은 단당류가 여러 개 결합한 중합체를 말합니다. 대표적인 유기물이고 보통 탄소가 5~6개로 이루어져 오탄당 혹은 육탄당이라고 합니다. 오탄당을 펜토스(펜타는 5를 의미)라고 하며 육탄당은 헥소스(헥사는 6을 의미)라고 합니다. 탄수화물의 정의가 모호한 만큼 분자들의 성질도 다릅니다. 가장 간단한 탄수화물은 포름알데히드

(HCHO)이고 간혹 구탄당 분자가 존재하기도 합니다. 대표적인 탄수화물로는 포도당, 맥아당, 올리고당, 녹말 혹은 전분, 섬유소 혹은 셀룰로오스가 있습니다.

우리 몸속에서는 포도당이 에너지원으로 사용됩니다. 따라서 설탕은 탄수화물의 한 종류라고 보시면 됩니다. 발효액을 담글 때 사용하는 설탕은, 적당히 섭취하면 우리 몸의 에너지를 보충해주어 머리를 맑게 하고 신진대사를 원활하게 합니다. 그러나 현대인들에게는 과도한 칼로리의 주범으로 인식되어 살찌게 만들고 당뇨병을 유발하는 물질로 거의 금기시되기도 합니다. 한편 올리고당은 설탕과는 달리 우리 몸속의 유익균을 증식시켜 장을 건강하게 해주는 기능을 합니다. 과일에 들어 있는 과당은, 설탕보다 소화와 흡수가 용이해서 몸의 혈당치를 무척 빠르게 올려주는 역할을 하기도 합니다. 최근 알려진 돼지감자에는 이눌린(inulin)이라는 고분자 탄수화물이 들어 있는데, 이것이 혈당수치를 조절하는 기능을 하여 당뇨병에 무척 효과적이라고 알려져 있습니다. 따라서 채소와 과일에 따라 포함되어 있는 탄수화물 혹은 당분의 종류가 다른 만큼, 자신이 만든 발효액의 성분을 잘 검토할 필요가 있습니다. 일반적으로 집에서 담그는 발효액은 설탕을 사용하기 때문에 당분이 무척 높습니다. 당분은 설탕과 이 설탕이 분해된 포도당과 과당을 포함합니다. 따라서 너무 많은 양을 한꺼번에 섭취하면 당뇨 증세가 있는 분들에게는 오히려 건강에 나쁜 영향을 줄 수 있습니다.

설탕을 비롯한 탄수화물은 우리 몸에 꼭 필요한 물질입니다만 과다하게 섭취할 경우 혈당을 높이고 비만을 일으키는 부작용도 있습니다. 최근 설탕의 독성을 줄이는 효소가 발견되었다고 하는데, 좀 더 자세히 알고 싶습니다.

설탕과 같은 정제당은 섭취하면 빠르게 흡수되어 혈당을 높입니다. 높아진 혈당을 낮추고 에너지를 만들기 위해 췌장은 인슐린을 분비하게 되고 사용하고 남은 당분은 간에 글리코겐의 형태로 저장됩니다. 그래도 남은 당분은 지방의 형태로 축적되어 비만, 고지혈증, 대사증후군 등의 문제를 일으켜 심혈관질환, 당뇨, 고혈압을 유발합니다. 이러한 당분의 세포 독성을 줄이기 위한 노력의 산물로서 몬트리올대학 의학연구센터(University of Montreal Hospital Research Centre, CRCHUM)의 연구원들이 G3PP(glycerol 3-phosphate phosphatase)라는 효소의 기능을 밝혔습니다. 당분을 대사하는 과제에서 중간물질로 glycerol 3-phosphate라는 물질이 생기는데, 이 물질은 여러 장기에서 세포독성을 나타냅니다. 이 물질을 독성이 없는 글리세롤(glycerol)로 바꾸어주는 효소가 G3PP입니다. G3PP는 간의 당분 합성을 줄이고 지방 축적을 줄이는 방향으로 작용하는 것으로 나타났습니다. 이 효소는 앞으로 당뇨 및 비만 치료제를 개발할 때 새로운 목적 효소로 사용될 수 있습니다. 이러한 약리학적 기전을 이해하면 신약을 개발하는 데 큰 도움을 줄 수 있습니다. 효소가 이러한 신약 개발의 유용한 도구가 될 수 있습니다. 이 연구는 미국에서 발간하는 PNAS(미국국립과학원회보)에 실렸습니다.

(www.pnas.org/cgi/doi/10.1073/pnas.1514375113)

효소제품을 먹으면 소화기관인 장에서 효소의 역할을 하잖아요.
그런데 장에서 혈액 속으로도 흡수되나요?

　네! 그렇습니다. 효소치료 분야의 연구자들이 발표한 논문과 자료
를 보면 많은 경우 우리가 먹은 식품에 함유된 효소의 일부가 체내로
흡수되는 것이 확인되었습니다. 그리고 특별히 만들어진 코팅된 액
상 효소제품들 중에는 효소의 흡수율을 높인 제품들도 있습니다. 효
소는 소화에도 관여할 뿐만 아니라 일부는 몸속으로 흡수되어 혈류
를 개선하여 다양한 항염작용을 하는 것으로 알려져 있습니다.

효소는 소화과정에만 관여하고 몸속에 흡수되지 않는다는 말이 사실인가요?

현행 교과서에서 가르치는 효소에 관한 내용은 아주 오래전에 발견되고 주장된 것입니다. 따라서 최근의 발견이나 새로운 주장을 담고 있지는 못합니다. 예를 들어 효소는 (생)화학반응에 참여만 하고 없어지거나 새로 생성되지 않는다는 것이 정설입니다. 그러나 이것은 화학공장이나 특정한 환경에서나 가능한 것입니다. 실제 우리 몸에서는 효소가 땀이나 소변, 대변 등을 배출되고 필요에 따라 몸 안에서 새로 만들어집니다. 1980년대 후반부터 연구되어 온 바에 따르면 효소처럼 분자량이 큰 단백질도 여러 경로를 통해 몸속으로 들어갈 수 있다는 것이 밝혀졌습니다. 따라서 다양한 효소가 이미 약품의 형태로 사용되고 있기도 하고요. 특히 위에서 녹지 않는 코팅된 형태의 효소의 경우 소장에서 흡수율을 더욱 올릴 수 있다고 알려져 있습니다. 이에 따라 여러 형태의 코팅된 효소제품이 개발되고 있고, 효소도 기존의 분말 형태가 아닌 액체 형태의 효소제품도 나와 있습니다.

"분말효소는 위산에 파괴돼 장의 소화효소로 분해되어, 먹어서는 몸 안의 효소를 보충할 수 있는 방법은 없다"가 사실인가요?

일부 사실이기도 하고 일부는 사실이 아닙니다. 우선 분말효소는 위산에 파괴된다는 것은 사실입니다. 그러나 100% 파괴되지는 않습니다. 그 이유는 효소 분말과 섞여 있는 다양한 영양 성분과 분말 성분이 일종의 안정화 역할을 하기 때문입니다. 한편 효소를 먹는 이유가 몸 안의 효소를 보충하기 위해서는 아닙니다. 몸의 신진대사를 원활히 하는 데 도움을 주기 위해서라는 표현이 옳겠죠. 우리 몸에서 소화액을 분비하는 곳은 위, 췌장 등 다양한데, 위나 췌장에서 분비하는 효소와 우리가 먹는 분말효소는 생화학적 구조가 똑같지 않습니다. 그러나 그 기능은 어느 정도 일맥상통하죠. 따라서 소화를 증진시키고 염증을 막는 작용을 통해 우리 몸을 항상 건강하게 유지하는 데 도움을 줄 수 있습니다. 이것을 이해하기 쉽게 하기 위해서 '광고카피'로서 "몸 안의 효소를 보충하세요"라고 이야기하는 것입니다. 또한 섭취한 효소의 일부분은 몸에 흡수되는 것으로 보고되어 있습니다. 따라서 이 부분에 대한 여러 반론이 있으나, 이것은 과학적으로 해결하면 될 일이지 흡수되는 현상 자체를 부정할 필요는 없다고 봅니다.

췌장이 고장 나면 소화가 안 되고 효소가 더 필요한 이유는 무엇인지요?

췌장은 이자(pancreas)라고도 합니다. 소화액으로서 췌액을 분비하는 외분비부와, 혈당 수준의 조정에 관여하는 인슐린과 글루카곤을 분비하는 내분비부인 랑게르한스섬(islet of Langerhans)으로 나눕니다. 외분비되는 췌액은 소화에 필요한 여러 효소를 포함하고 있습니다. 췌장의 외분비부가 망가지면 소화에 문제가 생겨 효소를 더 섭취해야 합니다. 내분비물은 인슐린이고, 이것은 세포에서 곧바로 혈관에 분비돼 조직으로 운반됩니다. 따라서 췌장은 외분비에 의해 모든 영양소의 장내 소화에 관여하고, 내분비에 의해 혈당 조절 작용을 합니다. 췌장의 병으로는 급성 췌장 괴사, 췌장암, 당뇨병, 췌장 섬유소증 등이 있습니다. 만성질환으로 당뇨병이 대표적인데, 인슐린의 분비 부족에 의해 혈당 처리가 안 되어 고혈당과 당뇨를 초래합니다. 급성 췌장 괴사는 췌액 중의 프로테아제(트립신)에 의해 췌장 자체가 소화되어 파괴되는 중한 병입니다. 따라서 단백질의 소화에 큰 문제가 생기게 됩니다. 탄수화물은 침 속의 아밀라아제가 소화를 도와주지만 단백질은 위액과 췌장액이 없으면 소화가 불가능합니다.

쓸개즙은 효소인가요?

　쓸개(gall bladder)는 담낭이라고도 불리며 간에서 분비된 쓸개즙을 저장하는 주머니입니다. 쓸개는 어류에서도 볼 수 있으나 모든 척추동물에 있는 것은 아닙니다. 말, 사슴, 코끼리, 낙타, 고래, 물개, 돌고래, 집비둘기 등에는 쓸개가 없습니다. 쓸개즙은 하루에 1,000mL 이상 분비되지만 쓸개 속에서 50~60mL로 농축됩니다. 쓸개즙은 담즙(bile)이라고도 불립니다. 보통 쓸개에 모여 농축된 다음 십이지장으로 분비됩니다. 산도(pH)는 7.8~8.6으로 알칼리성이며, 위액으로 산성이 된 반소화물을 중화시킵니다. 포유류의 쓸개즙은 소화효소를 포함하지 않고, 주성분인 담즙산염이 지방을 유화시켜 이자에서 분비되는 소화효소인 리파아제의 작용을 촉진합니다. 그 결과로 생성된 지방산을 용해시켜 장에서 흡수를 용이하게 합니다. 이 담즙산염은 장에서 흡수되어 간으로 되돌아갑니다.

　담즙 색소는 쓸개즙에 여러 가지 빛깔을 갖게 합니다. 즉, 적갈색의 빌리루빈(bilirubin)과 청록색인 빌리베르딘(biliverdine)의 양과 농도에 따라 다른 색이 나타납니다. 그리고 혈액 속에는 약간의 담즙 색소가 존재하는데, 이것은 담즙 색소가 헤모글로빈(hemoglobin)의 분해산물이기 때문입니다. 이것이 어떤 원인에 의해 다량 나타나게 되면 황달이 됩니다. 또한 대변에도 담즙 색소인 빌리루빈이 들어 있어 적갈색을 띱니다. 음식물의 소화에 중요한 역할을 하는 쓸개즙에는 재미있게도 효소가 없습니다. 단지 효소의 활동을 돕는 물질이 많이 들어 있을 뿐입니다.

효소와 관련된 공부를 하다 보니 '위장 청소 5단계 프로그램'을 알게 되었는데, 이 프로그램에 대해서 알려주세요.

불완전한 소화로 인해 쌓인 독소를 제거하고 건강한 몸을 만들기 위해서 자주 인용되는 프로그램을 소개드립니다.

1. 절식: 3~4일간 식사량을 점차로 줄이면서 허기질 때 발효액이나 효소 식품을 먹는다.

2. 균형 잡힌 식사: 한 달간 육식을 일주일에 1~2회로 줄이고 채소의 섭취를 늘린다. 가공식품을 멀리한다.

3. 효소 섭취: 몇 개월간 매끼마다 식전에 발효액 혹은 효소파우더를 섭취한다. 식후에 유산균을 같이 복용하면 좋다.

4. 규칙적인 운동: 효소를 섭취하면서 뛰기, 빨리 걷기, 수영 등 유산소 운동을 30분 이상 일주일에 3~4회 진행한다.

5. 긍정적 생각: 음악 감상, 독서, 요가, 명상, 호흡 등으로 마음을 가다듬는다. 스트레스를 받지 않도록 노력한다.

요즘 당뇨병의 확인을 위해 자신의 혈당을 집에서 측정하는 분들이 많은데, 이 혈당측정기에는 왜 효소가 필요한가요?

혈당을 측정하는 개인용 혈당측정기에는 효소가 포함되어 피 속의 혈당을 정확히 측정할 수 있게 도와줍니다. 이 효소는 포도당산화효소(glucose oxidase)라고 하는데, 포도당을 전기적 신호를 측정할 수 있는 물질로 변화시키는 역할을 합니다. 이러한 측정장치를 바이오센서라고 합니다. 최근에는 냄새를 감지하거나 맛을 감지하는 다양한 종류의 바이오센서가 개발되고 있습니다. 이러한 바이오센서의 중심에는 중요한 반응을 촉매하는 효소가 존재합니다. 효소는 일반적으로 물에 녹여 사용하지만, 바이오센서에 포함된 효소는 고체로 만들어져 센서에 붙어 있습니다. 이렇게 붙어 있는 효소를 고정화된 효소(immobilized enzyme)라고 합니다. 이 고정화 방법은 의료 분야를 비롯하여 효소를 오랫동안 안정적으로 사용하기 위한 다양한 산업 분야에 사용되고 있습니다.

1. 효소 고정화 방법

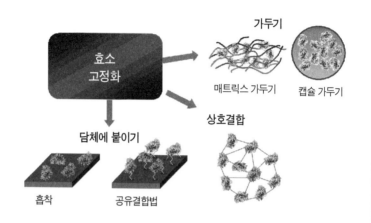

효소를 오래 반복적으로 사용하기 위하여 물에 녹는 효소를 물에 녹지 않도록 다양한 방법으로 고정화(immobilization)시킨다. 구체적으로는 자유효소를 고정화하는 방법으로는 가두기(entrapment), 상호결합 (cross-linking), 담체에 붙이기(binding to supports)가 있다. 매트릭스에 가두거나 캡슐에 가두는 것이 '가두기' 방법이고 흡착이나 공유결합법은 '담체에 붙이기'법이다.

2. 자유효소와 고정화효소의 활성에 미치는 산도의 영향

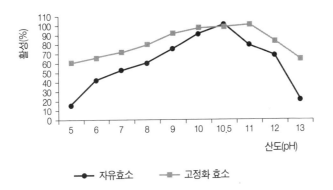

효소는 열에 약할 뿐만 아니라 산도에도 민감하다. 이 그림의 효소는 알칼리성 용액에서 활성이 높은 친알칼리성 효소를 나타낸다. 일반적으로 물에 녹는 효소를 자유효소(free enzyme), 물에 녹지 않는 담체에 고정화하거나 붙여서 여러 번 사용할 수 있도록 만든 효소를 고정화효소(immobilized enzyme)라고 하는데, 고정화효소가 자유효소에 비해 산도의 영향을 덜 받아 안정하다는 것을 알 수 있다.

암환자들이 주로 효소를 많이 섭취하는데, 암환자의 경우 몸에 어떤 유익이 있는지 알려주세요.

암이라는 병은 현대의학으로도 100% 완치가 어렵습니다. 그 이유는 암의 발병 이유와 전이 기전이 완벽하게 알려져 있지 않기 때문입니다. 그렇다 보니 민간처방으로 이게 좋다 저게 좋다라는 말이 난무하고, 그 가운데에서 효소도 한자리를 차지하는 것으로 보입니다. 효소는 음식의 소화를 돕고 몸에 들어온 유해 물질을 분해 배출하는 데 중요한 역할을 합니다. 따라서 몸의 기능이 정상이 아닌 암환자의 식생활에 일부 도움을 줄 수 있습니다. 그러나 효소가 소화기능 및 면역기능에 일부 도움을 줄 수 있지만, 암을 치료할 수 있는 물질은 아닙니다. 미국과 독일의 경우 고순도 효소가 암환자의 방사선 치료 혹은 수술치료 후에 나타나는 통증 저감 등에 사용된 예가 보고되고 있습니다만, 효소를 섭취해서 암을 치료한 임상실험 예는 없습니다. 따라서 병원 치료와 함께 진행하는 식이요법에 도움을 주는 정도로 이해하시는 것이 좋습니다.

효소제품을 고혈압 환자, 당뇨 환자, 임산부, 산후조리 중인 산모가 먹어도 되나요?

　현재 효소제품은 '의약품'과는 달리 식품입니다. 따라서 지정된 양을 식사와 병행해서 섭취하는 것은 상관이 없으나, 간혹 효소의 효과를 맹신하여 과량으로 드시는 분들이 있어 문제가 되고 있습니다. 엄격한 임상실험을 거친 의약품도 개인에 따라 부작용이 발생할 가능성이 있습니다. 효소도 섭취 시에 몸에 이상 징후가 나타나면 '명현반응'이라고 짐작하지 마시고 복용을 중단하는 것이 좋습니다. 곡류나 산야초를 원료로 만들었기 때문에 음식 알레르기 반응도 일어날 수 있습니다. 특히 당뇨 환자의 경우 효소라고 잘못 알려진 발효액을 과량 섭취할 경우 일시적인 혈당 상승으로 건강에 해를 끼칠 수도 있습니다.

출산한 지 4주 지난 산모입니다. 아기에게 모유 수유를 하고 있는데 효소를 먹고 수유를 해도 괜찮을까요?

모유 수유는 아기와 산모 모두에게 많은 장점이 있어서 최근 권장하고 있습니다. 수유 횟수는 보통 8~10회 하는 것이 좋습니다. 수유를 위해 성인여성은 하루에 2,000~2,200kcal 정도 섭취하는데, 평소보다 하루에 450~500kcal를 더 섭취하는 것이 좋습니다. 균형 잡힌 식사와 칼슘, 철분이 많은 음식이 좋고, 신선한 채소, 과일, 탄수화물, 단백질, 지방의 순으로 섭취합니다. 산모의 철분 저장을 위해 철분 제제도 복용하는 것이 좋습니다. 수유 시마다 자주 물이나 음료를 보충해주는 것도 좋은 방법입니다.

그러나 임산부의 경우 식품, 건강식품 및 의약품의 섭취에 각별한 주의가 필요합니다. 앞서 말씀드린 철분 제제와 마찬가지로 효소를 섭취하는 것은 일반적인 경우에 문제가 없습니다. 하루에 적정 섭취량의 범위 내에서 드시면 됩니다. 그러나 건강식품 혹은 영양제를 복용하고 알레르기 반응이 일어나거나 소화와 관련된 문제가 발생한 경우 섭취를 중단하셔야 합니다. 엄마의 건강은 곧 아기의 건강입니다. 조금이라도 미심쩍은 것은 피하는 것이 좋습니다.

얼마 전부터 아내가 다이어트를 시작했는데, 신선한 과일과 생채소 등 식생활을 개선하고 꾸준히 적절한 운동을 하고 있습니다. 그런데 한 가지 보충해야 될 부분이 지방 분해효소인 리파아제 복용이란 생각이 듭니다.

지방 분해는 지방 분해효소도 좋지만 유산소운동을 통해 근육 활동을 늘려줘 지방을 줄여나가야 합니다. 그리고 효소가 풍부한 식생활을 하면서 칼로리 섭취량을 단계별로 줄이면 특별한 다이어트 제품을 섭취하지 않아도 다이어트에 효과를 얻을 수 있습니다. 그리고 식이섬유소가 풍부한 식단도 중요합니다. 아마도 리파아제가 피하지방이나 내장지방 등을 분해해서 지방량을 줄여나간다고 잘못 이해하신 것 같습니다. 지방 분해효소(주로 리파아제)의 역할은 섭취한 음식물을 분해하는 게 주된 역할입니다. 건강한 몸을 유지하기 위해서는 식생활 개선과 운동을 꾸준히 실천하고 생활화하는 노력이 더욱 절실히 필요합니다.

출산한 지 6개월이 지났는데 증가된 체중이 전혀 감소하지 않습니다. 몸에 부종 현상도 있는데 부기와 체중 감량에 도움이 될 만한 효소가 있나요?

프로테아제 계열이 몸의 부종을 제거하는 데 효과적입니다. 리파아제는 다이어트에 일부 도움을 줄 수 있습니다. 따라서 음식으로는 낫토 혹은 청국장 등 콩을 발효한 음식이 좋습니다. 콩 발효음식에는 다양한 프로테아제 효소가 함유되어 있어 혈액 순환을 개선하여 몸의 부종을 제거하는 데 도움을 줍니다. 다이어트의 경우 섭취하는 칼로리가 중요합니다. 따라서 콩을 비롯한 식물성 단백질과 김치 등의 채소류를 발효한 음식과 같이 드시면 좋습니다. 과일 중에는 아보카도에 리파아제가 풍부합니다. 차돌박이 등의 생고기, 광어나 우럭 등의 생선회에도 리파아제가 풍부하니 신선한 것으로 드시면 좋습니다. 영양소 가운데는 탄수화물이 체중 증가에 가장 큰 영향을 끼칩니다. 따라서 탄수화물을 드실 때는 가급적 조금 적게 드시고 반드시 천천히 드셔야 합니다. 너무 빨리 드시면 식사량이 늘어나 과도한 칼로리를 섭취할 가능성이 높습니다.

잦은 흡연이나 음주자의 경우 효소가 더욱 필요한 이유는 무엇
인지요? 이분들에게 추천하는 효소제품의 형태는 무엇인지 알
려주세요.

흡연과 음주는 우리 몸의 노화를 촉진시킵니다. 화학적으로 산화
된다고 하죠. 따라서 항산화 성분이 풍부한 채소나 곡물을 충분히 섭
취하는 것이 중요합니다. 또한 흡연과 음주는 위와 장의 상태에 악영
향을 끼칩니다. 따라서 위와 장의 기능을 도와주는 효소야말로 필요
불가결한 요소라고 할 수 있습니다. 항산화의 경우 산수유를 비롯한
붉고 검은 과일이 중요합니다. 따라서 과일과 채소가 풍부한 원료와
효소가 결합된 제품이 좋습니다. 위와 장 건강의 경우 유산균이 효소
와 좋은 궁합을 보여줍니다. 따라서 유산균이 풍부하게 들어 있는 효
소제품을 선택하시면 좋습니다.

항산화효소에는 어떤 것이 있나요?

항산화효소(antioxidant enzyme)는 산화작용을 억제하는 효소를 가리킵니다. 사실 산소는 인간 생존에 꼭 필요한 물질입니다. 음식물이나 물은 얼마간 먹지 않아도 살 수 있지만, 산소가 없다면 바로 죽음에 이릅니다. 공기 중 산소의 비율은 21%에 이르며, 우리 몸에서 산소의 비율은 약 65%를 차지합니다. 이처럼 산소는 우리에게 아주 중요한 원소이지만, 모든 산소가 우리 몸에 이로운 것은 아닙니다. 우리 몸에 해를 주는 산소도 있습니다. 이 산소를 '활성산소' 혹은 반응성이 높은 산소종 혹은 ROS(reactive oxygen species)라고 합니다. 대표적인 ROS로는 과산화수소(H_2O_2), 수산화라디칼($\cdot OH$), 초과산화이온(O_2^-) 등이 있습니다.

여기서 라디칼은 쌍을 이루지 못한 전자를 포함하는 원자, 이온, 분자를 말합니다. 쌍을 이루지 못하면 무척 불안해져서 주변의 물질을 공격하여 파괴하는 성질을 가집니다. 우리 몸 안에 위에서 설명한 활성산소나 ROS가 많아지면 세포가 망가집니다. 따라서 우리 몸에 꼭 필요한 물질이나 세포의 산화를 억제하는 것이 무척 중요하고, 이러한 역할을 하는 물질을 항산화제(antioxidant)라고 합니다. 수용성 비타민C 혹은 지용성 비타민E 등은 대표적인 항산화제입니다. 항산화제가 포함되어 있는 음식을 많이 먹는 것은 몸속에 있는 활성산소와 항산화물질이 반응하도록 하는 것입니다. 그러므로 항산화제가 많이 포함된 음식을 자주 먹는 것이 좋습니다.

비타민 외에 체내에서 만들어지는 항산화물질도 있습니다. 과산화수소를 분해하는 효소인 카탈라아제(catalase)와 글루타치온과산화효소(glutathione peroxidase)가 대표적인 항산화효소입니다. 이 두 효소는 효소의 활성자리(active site)에 셀레늄(Se)이 포함되어 있습니다. 셀레늄을 섭취하면 항산화능력이 좋아진다고 하는데, 그 이유가 바로 이 두 효소 때문입니다. 또한, 초과산화이온을 산소와 과산화수소로 변환해 주는 효소가 SOD(superoxide dismutase)입니다. 이 효소에는 구리, 망간, 아연 등의 금속이온이 포함되어 있습니다. 따라서 인체 내 항산화효소의 활성을 높이기 위해서는 다양한 미네랄이 풍부한 음식을 자주 섭취하는 것이 좋습니다.

그러나 수산화라디칼은 효소에 의해 분해되지 않습니다. 따라서 음식이나 기능성식품을 통해서 직간접적으로 항산화제를 많이 섭취하는 것이 수산화라디칼에 의한 피해를 줄이는 좋은 방법입니다. 인체는 우리 몸을 유지하는 데 필요한 여러 종류의 화학 물질을 지키기 위해서 적의 창(활성산소)을 온몸으로 막아내는 희생정신이 강한 훌륭한 병사(항산화제)들이 있고, 창을 무력화시키는 무기(효소)들이 존재하는 전쟁터에 비유될 수 있습니다. 전투에서 승리하려면 훌륭한 병사들이 많아야 하듯이, 활성산소로부터 건강을 지키기 위해서는 평소에도 항산화제를 지속적으로 섭취하는 것이 필요하죠. 그렇다고 항산화제를 만병통치약처럼 생각하여 비타민 보충제처럼 복용하는 것은 위험할 수도 있습니다. 예를 들어 암을 예방하려고 항산화제의 일종인 베타카로틴(beta-carotene) 보충제를 규칙적으로 먹은 사람들의 폐암 발병률이 일반인들보다 높다는 외국의 연구결과는 항산화제의 역할에 대해 아직도 모르는 문제가 많다는 것을 시사해 줍니다. 활성산소가 너무 많아도 문제가 되지만, 없으면 나쁜 균을 물리치는 데 우리 몸이 너무 힘들어지기도 합니다. 따라서 의사들은 항산화제가 많이 포함된 음식을 자주 먹고 규칙적으로 운동하는 것을 추천합니다. 그리고 충분한 잠과 휴식이 반드시 병행되어야 합니다.

1. 몸속의 항산화효소, SOD와 카탈라아제의 활성 측정 방법

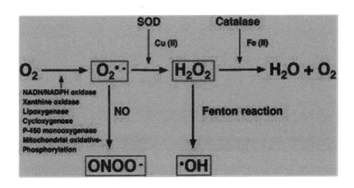

1. SOD(슈퍼옥시드 디스무타아제)

활성산소의 공격을 차단, 또는 감소시키는 인체 내 자동방어 기전을 항산화기전이라고 하는데 이러한 항산화 방어기전을 수행하기 위한 특수한 기능을 가진 물질에는 효소계 물질(슈퍼옥시드 디스무타아제, 카탈라아제, 글루타치온 페록시다아제)과 소분자 생체물질(비타민E, 베타카로틴, 요산, 글루타치온)이 있다. SOD는 인체 내에서 생성되는 가장 강력한 항산화 작용을 가진 효소로서 방어효과가 가장 높은 것으로 알려져 있다. 몸속에서 벌어지는 산화과정과 라디칼 생성과정에는 산화효소(oxidase), 일산화질소(NO), 펜톤반응 등이 관여한다. 이렇게 만들어진 산화물질과 라디칼을 효율적으로 제거하지 않으면 우리 몸은 제 기능을 하지 못하게 된다.

2. 카탈라아제

H₂O₂에 MnO₂를 넣으면 빠르게 기포가 발생하는데 그 이유는 $2H_2O_2 \rightarrow$ $2H_2O + O_2$의 반응이 진행되기 때문이다. H_2O_2는 MnO_2 없이도 물과 산소로 분해될 수 있지만, MnO_2는 반응이 일어나는 속도를 빠르게 해 주는 물질이다. 즉, 반응을 촉진시키는 물질인 촉매인 것이다. 우리 몸 속에도 MnO_2와 비슷한 역할을 하는 촉매가 있는데, 이것이 바로 카탈라아제이며, 생체 내에서 일어나는 반응을 촉매하는 단백질 효소이다.

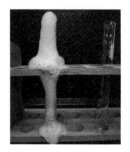

$$2H_2O_2 \xrightarrow{\text{Catalase}} 2H_2O + O_2$$

〈카탈라아제 활성실험 중에 발생한 산소로 실험용액이 넘치는 모습〉

2. 효소의 크기를 측정하는 방법

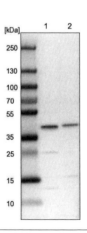

효소의 크기는 젤리(SDS-PAGE)를 이용하여 단백질을 크기별로 나누어 측정합니다. 옆 사진에서 막대기는 일정한 분자량의 효소단백질을 가리킵니다. 단백질의 크기는 킬로달톤(KDa)으로 표기한다.

세포 내 미토콘드리아가 많으면 항산화효소도 많아진다고 하는데, 어떤 원리인가요?

미토콘드리아(mitochondria)는 생물체가 사용할 수 있는 에너지원을 생성하는 세포의 소기관입니다. 탄소화합물과 산소를 이용하여 세포의 에너지원인 아데노신삼인산(ATP)을 생성하는 장소로 진핵을 가진 거의 모든 대부분의 세포에서 발견됩니다. 한마디로 미토콘드리아는 우리 몸의 발전소라고 이해하시면 됩니다. 연료를 태워서 (전기)에너지를 만드는 발전소를 운영하다 보면 산화반응(태우는 일)이 많이 일어나고 당연히 많은 양의 활성산소를 만들게 됩니다. 그래서 미토콘드리아가 많으면 그에 해당하는 활성산소를 상쇄하기 위하여 더 많은 양의 항산화효소가 필요하게 됩니다. 1개의 세포에 함유된 미토콘드리아의 수는 세포의 에너지 수용에 관계되며, 일반적으로 호흡이 활발한 세포일수록 많은 미토콘드리아를 함유하고 있습니다. 예를 들면, 간세포는 1개당 1,000~3,000개, 식물세포는 100~200개의 미토콘드리아를 가지고 있습니다. 사람의 인체에는 약 1경 개의 미토콘드리아가 있는 것으로 알려져 있으며 여성의 난자에는 약 10만 개가 들어 있고 남성의 정자에는 100개 정도가 있습니다.

또 다른 연구로 미토콘드리아를 감싸고 있는 이중막이 매끄러우면 산화의 정도가 낮다고 합니다. 이중막이 쭈글쭈글하면 산화가 많이 진행되어 그만큼 노화가 증가되었다고 볼 수 있습니다. 아마 항산화 효소가 많으면 미토콘드리아의 표면이 매끄럽지 않을까 생각합니다. 현미경으로 제 미토콘드리아를 보고 싶네요. 여러분은 어떠신가요?

잇몸이 약해 치근이 드러남으로 이가 흔들리기도 하고, 또 감기가 한번 들면 기침이 오랫동안 계속됩니다. 이런 데는 어떤 효소들이 좋으며, 또 어떤 음식에 많이 들어 있는지요? 또, 관절염과 수족냉증과 몸 전체의 부종에는 어떤 효소와 음식이 좋을까요?

　잇몸 질환과 감기는 세포의 노화 및 면역과 관련된 대표적인 질환입니다. 세포는 시간이 지나면 늙는 것이 당연한 것인데, 이 노화의 속도를 늦추기 위하여 과학자들은 줄기세포(stem cell)를 연구하고 있습니다. 늙은 세포의 유전자를 다시 배열하여(re-programming) 젊게 만들고자 하는 것이죠. 이러한 연구에 다양한 효소가 사용됩니다. 즉 생명 현상을 밝히기 위한 연구용 재료로써 효소가 사용됩니다. 유전자의 특정한 위치를 자르는 제한효소(restriction enzyme)와 자른 유전자를 다시 붙이는 리가아제(ligase)가 대표적입니다. 요즘 '게놈편집(genome editing)'이라는 말씀을 들어보셨는지요? 일명 크리스퍼(CRISPR)라고 하는 것인데요. 우리 몸에 병을 일으키는 특정한 유전자의 기능을 완전히 없애버리는 녹아웃(knock-out)이 가능합니다. 크리스퍼의 정식 명칭은 CRISPR/Cas9 시스템으로 특정 염기서열에 특이적으로 결합하는 알엔에이(gRNA)와, 특정한 염기서열을 자르는 가위 역할을 하는 Cas9 뉴클레아제(nuclease)로 구성되어 있습니다. 세포나 동물에 플라스미드 DNA(plasmid DNA)를 도입하여 특정 유전자의 기능을 완전히 억제할 수 있는 녹아웃이 가능합니다. 앞으로 이 기술이 발전되면 이가 재생되고 빠진 머리카락이 재생되는 날도 머지않을 것입니다.

그러나 불행히도 먹어서 이를 건강하게 하는 효소는 아직 없습니다. 감기가 덜 걸리거나 혈액순환을 돕는 효소로는 콩의 발효물에 들어 있는 나토키나아제(nattokinase) 효소가 있습니다. 이 효소는 프로테아제의 일종으로서 몸의 부종을 완화하는 데도 도움을 줄 수 있습니다. 효소는 염증에 탁월한 효능을 보입니다. 그러나 어떤 효소를 어디에 사용하느냐에 따라 사뭇 다른 효능과 효과를 보이기도 하고 심지어 부작용을 일으키기도 합니다.

만성 류머티즘 관절염에 시달리고 있습니다. 약물 복용을 하면서 치료 중인데 같이 복용하면 좋은 효소가 있을까요?

효소를 치료 목적으로 사용하는 것이 새로운 개념은 아닙니다. 전통의학과 한의학 등에서 처방하는 많은 약물에 효소를 활용하고 있습니다. 프로테아제의 일종인 세라펩타아제(Serrapeptase)라는 효소가 있습니다. 펩타아제라는 의미는 단백질을 분해하여 좀 더 작은 크기의 단백질인 펩타이드(peptide) 혹은 아미노산(amino acid)으로 분해한다는 의미입니다. 이렇게 분해된 펩타이드와 아미노산은 우리가 다시 이용할 수 있습니다. 세라펩타아제는 누에고치의 소화기관에서 분리된 효소입니다. 뽕잎을 먹고 누에고치를 만드는 그 누에의 소화기관에서 분리된 것으로 단백질 분해효능이 무척 뛰어납니다. 인도에서 처음 연구가 시작되었고, 인체에 존재하는 다양한 형태의 단백질 섬유를 분해하는 활성이 높아 염증, 관절염, 상처 난 피부의 회복 등에 널리 사용됩니다. 비록 이 효소가 처음에는 누에고치에서 발견되었지만, 지금은 이 효소를 재조합단백질 기법으로 안전한 생물반응기에서 생산하고 있습니다. 이 재조합효소를 생산하는 미생물의 이름이 세라티아 박테리아(*Serratia* bacteria)입니다. 그래서 효소의 이름이 세라펩타아제라고 불리게 되었습니다.

이 효소를 섭취하면 우리 몸속에 축적되는 다양한 형태의 단백질 섬유를 제거해줍니다. 일반적으로 피브로시스(fibrosis)라고 알려진 질병들이 여기에 속합니다. 특히 관절의 연결 부위에 이 섬유가 축적되면 관절염이 생기게 됩니다. 세라펩타아제는 죽은 조직과 과도한 섬유질을 분해하여 인체 면역의 결과인 염증을 효과적으로 억제하고 제거해주는 것으로 알려져 있습니다. 세라펩타아제가 효과를 보인 질병은 류머티즘 관절염(rheumatoid arthritis) 이외에도 다발성경화증(multiple sclerosis), 건선(psoriasis), 알레르기, 암 등 다양합니다.

또한 이러한 질병과 동반하는 다양한 형태의 통증에도 효과가 있어서 아스피린이나 이부프로펜(ibuprofen), 스테로이드(steroid) 등을 대체하는 효소로 각광을 받고 있습니다. 아직 국내에서는 이 효소가 식품으로 판매되고 있지 않으므로, 효소의 섭취를 원하실 경우에는 반드시 담당 의사와 상의하시기 바랍니다.

장기간의 테니스로 인해 오른팔에 엘보가 진행 중입니다. 효소 복용이 증상 완화에 도움이 될까요?

팔꿈치에 이상이 생기는 엘보(elbow)는 테니스뿐만 아니라 배드민턴이나 탁구, 볼링 등을 즐기시는 분들에게도 찾아오는 흔한 질환입니다. 궁금해하신 테니스엘보는 팔꿈치의 바깥쪽 돌출된 부위에 통증과 함께 발생하는 염증을 말합니다. 손목을 위로 젖힐 때 팔꿈치의 바깥쪽에 통증이 발생한다면 테니스엘보를 의심해볼 수 있습니다. 의학적으로는 외측상과염(lateral epicondylitis)이라 부릅니다. 운동을 하다 보면 근육과 뼈에 반복적으로 부하가 가해져서 근육의 파열 및 염증이 발생하고, 팔꿈치의 바깥쪽에 통증, 저림, 민감한 느낌을 나타내게 됩니다. 효소 가운데 프로테아제가 풍부한 제품은 염증을 저감시켜주고 붓기를 내려주는 효과가 있어 효소식품 혹은 효소 의약품이 증상 완화에 도움을 줄 수 있습니다. 또한 전체적인 혈액순환이 잘 이루어질 경우 치료효과가 더욱 빠른 것으로 알려져 있습니다. 그러나 이 질환은 운동 등의 활동을 할 경우 반복적으로 발생하는 특징이 있으므로 무엇보다 운동 시에 올바른 자세가 중요하며, 음식과 약물 치료 이외에 마사지와 휴식 등의 물리적 치료도 중요합니다.

젊어서부터 흰머리가 많이 납니다. 교수님 책에서는 티로시나아제(tyrosinase) 효소가 이에 효과가 있다고 했습니다. 이 효소는 어떤 식품에 많이 들어 있는지요?

우리의 살색과 머리카락 색을 결정하는 물질을 멜라닌(melanin)이라고 합니다. 멜라닌은 크게 페오멜라닌(pheomelanin)과 유멜라닌(eumelanin)으로 나눌 수 있는데, 옅고 붉은 색이 전자이고 짙고 검은 색 계열이 후자입니다. 이 멜라닌은 우리 몸에서 아미노산인 타이로신(tyrosine)으로부터 만들어지고 그 경로는 〈그림 1〉과 같습니다.

이 그림에서 보면 첫 번째 단계에서 타이로신이라는 아미노산이 티로시나아제에 의해서 도파(DOPA)라는 물질로 변합니다. 이 도파는 다시 무척 다양한 도파유도체로 바뀌어서 멜라닌을 만드는 데 사용됩니다. 즉 티로시나아제 효소가 없다면 멜라닌이 만들어지지 않는 것이죠. 재미있게도 이 효소는 많은 식물성 식품에 포함되어 있습니다. 산소와 접촉하면 갈변하는 식품들은 위에서 설명한 과정과 유사한 과정을 밟는다고 보시면 됩니다. 특히 저희 연구실에서는 버섯에서 추출한 티로시나아제를 이용한 연구를 많이 하고 있습니다.

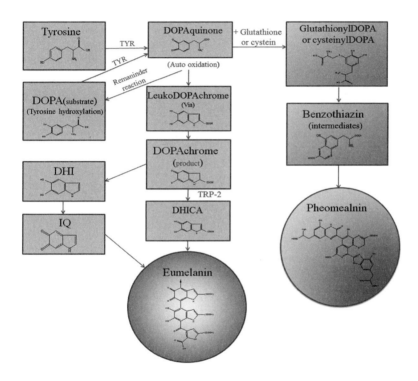

〈그림 1〉 멜라닌을 만드는 화학적 경로

인간의 평균수명이 늘어나면서 치매가 계속 증가하고 있습니다. 치매를 예방하기 위한 약을 개발하는 데 효소가 중요한 역할을 한다고 들었습니다. 좀 더 자세히 설명해주세요.

최근에 과학논문(Cell Report, http://www.cell.com/cell-reports/home)에 소개된 내용을 설명드리겠습니다. 치매 중에 알츠하이머병이라는 것이 있습니다. 이 병은 뇌에 베타-아밀로이드(β-amyloid)라고 하는 막대기 모양의 작은 단백질이 생겨서 뇌를 수세미처럼 작고 구멍이 난 형태로 변화시켜서 발병합니다. 이 베타-아밀로이드는 APP(amyloid precursor protein)라고 하는 물질에 베타-세크레타아제(β-secretase, BACE1)라는 효소가 작용하여 만들어집니다. 즉 BACE1 효소의 작용을 막으면 APP가 베타-아밀로이드로 변하는 것을 막을 수 있게 됩니다. 만약 어떤 약 혹은 음식이 이 효소의 작용을 막을 수만 있다면 알츠하이머 치매를 예방하는 데 큰 도움을 줄 수 있을 것입니다. 치매를 예방하기 위해서는 뇌에 존재하는 이 효소의 기능을 선택적으로 막는 약이 필요합니다. 왜냐하면 이 효소는 뇌뿐만 아니라 신체의 다른 부분에도 존재하기 때문에, 몸속에 존재하는 BACE1 효소의 활성을 모두 막으면 인체의 다른 곳에 문제가 생길 수도 있기 때문입니다. 치매뿐만 아니라 다른 질병을 치료하는 의약품에도 다양한 효소활성 억제제(enzyme inhibitor)가 사용됩니다. 발기부전 치료제로 유명한 비아그라(Viagra)는 혈관 수축과 관련된 효소활성을 억제하는 작용을 하는 약물이라서 발기부전에 효과적이지만 심장에 과도한 부하를 주거나 눈의 혈관을 확장시키는 등 부작용도 나타납니다. 위에서 설명한 대로 모든 효소의 작용을 억제해서 생기는 부작용인 것입니다. 부작용이 없는 약을 개발하기 위해서는 우리가 원하는 부분의 효소활성만 억제하는 것이 중요합니다.

면역이 약해 피부 트러블이 자주 일어나는 편입니다. 상처가 생기면 잘 아물지 않는 편인데, 이럴 때는 어떤 효소를 먹으면 도움이 되는지 알려주세요.

면역은, 외부 항원에 대항해 우리 몸이 일으키는 방어체계를 구성하는 물질인 항체가 서로 상호작용하는 것을 가리킵니다. 즉 '면역=항원항체반응'이라고 생각해도 좋습니다. 면역을 강하게 만들기 위해서는 식생활, 휴식, 운동의 3가지를 병행해야 합니다. 그중에서 음식의 경우에는, 좋은 영양소의 소화와 흡수를 돕는 효소가 풍부한 식재료를 이용하여 조리하는 것이 좋습니다. 우선 비타민, 미네랄, 효소가 풍부한 과일, 특히 제철 과일을 섭취하는 것이 좋습니다. 브로멜라인이 풍부한 파인애플, 프로테아제가 풍부한 배나 사과 등도 좋습니다. 귤, 오렌지, 자몽 등도 좋은 재료입니다. 몸의 노화와 산화를 방지하는 SOD효소는 수박과 참외 등 멜론류에 많이 포함되어 있습니다. 딸기, 블루베리, 아로니아 등 안토시아닌이 풍부한 식재료에는 항산화효소가 풍부합니다. 이러한 과일을 식전 혹은 식후에 조심씩 챙겨 드시면 피부 건강에 좋습니다. 다음으로 발효식품 가운데 청국장, 낫토 등 콩 발효물이 좋습니다. 단백질과 아미노산의 좋은 공급원이면서 프로테아제를 풍부하게 공급하여 면역을 증진시켜 줍니다.

주변에 5년간 꾸준히 효소를 섭취한 40대 중반의 여성이 있습니다. 5년 전에는 피부에 색소와 주름이 많고 피부가 매우 거친 편에 속했는데 효소를 섭취하고 나서 전체적으로 피부 상태가 많이 좋아졌다고 합니다. 그 이유를 알고 싶습니다.

　피부 건강에 영향을 미치는 요인은 무척 다양합니다. 섭취한 효소가 무엇인지 정확히 알 수는 없지만, 발효액과 곡류효소가 아닌가 생각합니다. 과일과 산야초로 이루어진 발효액은, 설탕 성분의 섭취만 조심한다면 비타민과 미네랄을 비롯한 다양한 식물성 영양분을 섭취할 수 있으므로 피부 건강에 유익합니다. 곡류효소의 경우 위와 장 건강에 도움을 줄 수 있습니다. 따라서 건강한 위장 때문에 피부에 영향을 미칠 수 있습니다. 전통적으로 피부가 좋아지기 위해서는 피부에 좋은 것을 발라야 한다고 생각했는데, 최근에 조금 다른 측면에서 연구가 진행되고 있습니다. '이너뷰티(inner beauty)' 혹은 '먹는 화장품 코스메슈티컬(cosmeceutical)'이라는 제품은, 먹는 식품 혹은 건강식품으로서 피부에 도움을 주는 제품을 가리킵니다. 발효액 혹은 곡류효소에는 비타민, 미네랄, 효소 성분뿐만 아니라 식물성 콜라겐 성분 등 피부 건강에 도움을 주는 다양한 영양 성분이 포함되어 있습니다.

피부미용에 관심이 많다 보니 주름 예방에 도움이 되는 효소가 무엇인지 궁금합니다.

피부의 주름은 크게 깊은 주름과 잔주름으로 나눌 수 있습니다. 일반적인 화장품으로 치료나 예방이 가능한 것은 잔주름입니다. 깊은 주름은 화장품만 사용해서는 제거 효과를 보기 힘들고 외과적 수술 혹은 수술 치료를 받아야 합니다. 화장품의 정의는 "인체에 온화한 작용을 하는 물질로 문지르거나 뿌리거나 다른 방법으로 인체에 적용하여 피부를 깨끗하게 하고 아름답게 만들고 매력을 높이고 외모를 바꾸거나 피부나 모발을 건강하게 유지하는 것"입니다. 따라서 화장품을 발랐을 때 즉각적인 효과를 보이는 것은 엄밀한 의미에서 화장품이 아니고 약품이라고 볼 수 있습니다.

본론으로 돌아가서, 잔주름 완화에 도움을 주는 효소에는 프로테아제가 있습니다. 피부에 사용 가능한 프로테아제의 종류는 시스테인 프로테아제, 아스파틸 프로테아제, 메탈로 프로테아제, 세린 프로테아제 등이 있는데, 이 중에서 세린 프로테아제가 가장 많이 연구되었고 효과도 좋은 것으로 알려져 있습니다. 이 효소는 피부에 작용하여 각질을 제거하는 효과가 뛰어나, 잔주름 완화에 도움을 줍니다.

한편, 잔주름이 생기는 것을 막는 데 도움을 주는 효소도 있습니다. 대표적인 것으로 SOD가 있는데, 이것은 슈퍼옥시드 디스무타아제(superoxide dismutase)의 약자입니다. 산화를 방지하는 항산화효소로서 인체에서 생성되는 자유라디칼의 위험을 막아줍니다. 특히 슈퍼옥시드 음이온을 막아주어, 자외선 차단효과를 위한 화장품과 미백, 잔주름 제거용 화장품에 널리 사용됩니다. 앞으로 독자분들도 사용하시는 화장품의 성분 표시를 잘 보시기 바랍니다. 낯익은 효소의 이름이 써 있다면 그건 효소화장품일 가능성이 높습니다.

평상시에 기관지가 약하고 기도에 문제가 있어 효소를 분말 형태로 섭취하지 못하고 물에 타 먹고 있습니다. 섭취 방법에 보면 씹어서 섭취하는 것을 권장하고 있는데 물에 타 먹으면 복용 효과가 저하되는지 궁금합니다.

곡류효소의 경우 천천히 씹어 먹으면, 침과 섞여 효소의 기능이 촉진되고, 턱의 움직임에 따른 저작작용에 의해 소화기능이 더욱 증대됩니다. 따라서 가능하면 씹어 먹는 것이 좋습니다. 그러나 개인적인 사정에 의해 물에 타 먹을 경우 다음 사항을 주의해야 합니다. 효소의 활성은 온도에 영향을 많이 받습니다. 따라서 너무 차거나 뜨거운 물에 타면 효소의 활성을 100% 발휘하기 어렵습니다. 특히 뜨거운 물은 효소를 완전히 불활성화시켜 단순한 단백질로 변화시킵니다. 따라서 효소는 40℃ 이하의 미지근한 물과 함께 먹는 것이 좋습니다.

〈그림 2〉를 보면, 50℃ 전후에서 효소활성이 가장 높고 그보다 높은 온도에서는 효소활성이 급격히 감소함을 알 수 있습니다. 실선은 주어진 온도에서 효소를 잠깐 담갔을 경우, 점선은 오랫동안 담갔을 경우를 나타냅니다. 동일한 온도라도 오래 담그면 효소활성이 감소합니다.

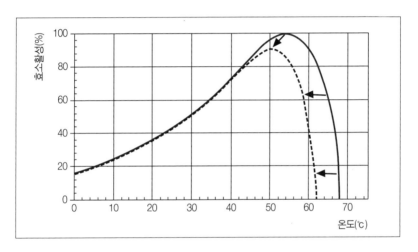

〈그림 2〉 효소활성과 온도와의 관계

주변에 통풍 환자가 종종 있는데, 효소를 먹으면 통풍 치료에 도움이 되는지 궁금합니다.

통풍은 혈액 내에 요산이라는 물질의 농도가 높아지면서 요산염 결정이 관절의 연골, 힘줄, 주위 조직에 침착하는 질병입니다. 이러한 현상은 관절의 염증을 유발하여 극심한 통증을 동반하는 재발성 발작을 일으킵니다. 주로 엄지발가락 등에 발생하여 처음에는 붓다가 나중에는 바늘로 찌르는 듯 아픕니다. 그래서 바람만 스쳐도 아프다고 합니다. 통풍은 나이가 많을수록, 그리고 혈중 요산 농도가 높을수록 발생할 가능성이 높습니다. 예전에는 찰스 다윈을 비롯한 과학자들이 많이 앓은 병으로 유명하기도 했습니다.

요산은 음식을 통해서 섭취하는 퓨린이라는 물질을 인체가 대사하고 남은 산물로, 혈액·체액·관절액 등에 요산염의 형태로 존재합니다. 효소를 섭취해서 요산의 농도를 줄일 수 있으면 좋겠지만, 아직 그런 효소제는 나와 있지 않습니다. 단지 관절에 생기는 염증을 완화시키는 데 프로테아제가 효과를 나타낸다는 연구가 있을 뿐입니다. 통풍의 치료는 각 단계마다 조금씩 다릅니다. 요산에 의해 혈액의 산도가 변화하므로 이 산도를 중화시키는 요산중화제를 사용하기도 하고, 스테로이드를 사용하거나 비스테로이드 항염제를 사용하기도 합니다. 또한 축적된 요산을 배출하는 요산배설촉진제를 사용할 수도 있습니다. 그러나 최근 고칼로리 음식과 잘못된 식습관에 의한 비만, 고지혈증, 알코올 중독, 고혈압 등과 관련된 질병이라는 것이 알려지면서 약보다는 생활습관을 개선하는 게 장기적으로 중요하다고 생각됩니다. 소화가 잘되고 효소 등의 영양소가 풍부한 식사야말로 이러한 통풍을 예방할 수 있는 좋은 방법입니다.

집에서 개와 고양이를 키우고 있습니다. 먹는 효소를 바닥에 흘렸는데 반려견이 먹어 버렸어요. 문제가 될까요?

사람이 음식을 먹는 것처럼 반려동물들은 사료를 먹습니다. 사료는 기본적으로 맛과 영양을 제공한다는 면에서 식품과 동일한 기능을 합니다. 따라서 효소를 섭취하는 것은 동물에게도 큰 문제가 없습니다. 그러나 질문하신 효소는 식품으로 만들어진 곡류발효효소라고 판단이 되는데, 이 경우 특정한 곡물에 알레르기가 있는 반려동물이 있을 수 있습니다. 반복적으로 먹는 것이 아니라 바닥에 흘린 것을 먹는 것은 그리 큰 문제가 되지 않습니다. 사실 반려동물이 아닌 일반적인 식용 동물을 사육할 때 사용하는 대부분의 사료에는 첨가제로 효소가 들어갑니다. 효소가 첨가되어 소화를 도와 살이 잘 찌게 하는 데 쓰이는 것이지요. 또한 사육 시에 발생하는 동물의 분변에 포함된 인산염을 제거하여 환경을 보호하기 위한 용도로 효소인 파이타아제(phytase)를 사용하기도 합니다. 즉 효소는 사람뿐만 아니라 동물에게도 무척 유익한 물질입니다.

신문이나 잡지를 보면 '효소영양학' 혹은 '효소치료'라는 말이 나오는데 무슨 뜻인가요?

효소를 이용하여 몸의 건강을 증진시키려는 노력이 오랜 기간 진행되어 왔습니다. 효소를 영양학적 측면에서 접근해서 음식물의 소화와 흡수 등에 얼마나 도움을 주는지 연구하는 분야를 '효소영양학(enzyme nutrition)'이라고 하고, 효소를 이용하여 특정 질환을 치료하고자 하는 분야를 '효소치료(enzyme therapy)'라고 합니다. 즉 효소를 음식으로 보느냐 약으로 보느냐의 차이라고 생각하시면 됩니다. 옛말에 음식으로 고치지 못하는 병은 약으로도 못 고친다는 말이 있는데, 효소도 그런 측면으로 이해하셔도 좋습니다.

역사적으로 보면 1934년 미국의 에드워드 하웰(E. Howell) 박사가 'Are Food Enzymes Important in Digestion and Metabolism?'이라는 제목의 논문을 작성한 것이 효소영양학에 관한 연구의 시작이라고 생각됩니다. 그 후 하웰 박사는 『Food Enzymes for Health and Longevity』, 『Enzyme Nutrition』 등의 책을 발표하여 이 분야의 관심을 촉진시켰습니다. 효소치료는 1980년 이후로 활발히 연구되어 왔고 1996년에 독일의 디트마르 박사(F. W. Dittmar)가 『Enzyme

Therapy Basics』라는 책을 출간하면서 대중에서 많이 알려지게 되었습니다. 관심 있는 분들은 구글 검색창에 'Systematic Enzyme Therapy'라는 키워드를 치시면 더욱 많은 자료를 확인하실 수 있을 겁니다.

몸에 있는 독을 제거하는 해독 효소도 있나요?

독소는 크게 정신적인 것과 물질적인 것으로 나눌 수 있습니다. 〈그림 3〉을 보시고요. 물질적인 것은 다시 외부적인 것과 내부적인 것으로 나눌 수 있습니다. 환경적인 요인으로 생기는 것은 우리가 대처하기 어려운 반면, 음식에 의해 생기는 독소 발생은 우리의 적극적인 대처로 막을 수 있습니다. 현대인들은 식품의 산업화 등으로 인스턴트 음식 등 나쁜 음식을 너무 많이 먹어서 독소가 몸에 생기게 됩니다. 특히 잘못된 식습관은 우리를 병들게 합니다. 사실 독소(toxin)는 우리 몸의 모든 장기에 다 포함되어 있습니다. 독소는 어느 한 장기에 존재하는 것이 아닙니다. 따라서 특정한 기능식품을 통해 독소를 배출한다는 믿음은 버리셔야 합니다. 해독은 기본적으로 신진대사 촉진을 통한 대사의 증대를 통해 이루어지는 것이 좋습니다. 좀 더 세부적으로 이러한 독소를 배출하기 위해서는 운동을 통한 땀과 체액으로의 배출, 신장과 장의 연동운동을 통한 배변, 단전호흡을 통한 폐의 배출 등을 들 수 있습니다.

이러한 독소의 배출과정에 효소가 큰 역할을 합니다. 우선 간에 존

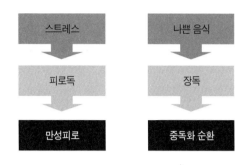

<그림 3> 스트레스로 인한 정신독소와 나쁜 음식으로 인한 물질독소

재하는 많은 다양한 산화효소들은 몸에 들어온 독소를 무해한 물질로 분해합니다. 신장도 대표적인 해독 기관으로서 많은 효소를 분비하고 있습니다. 즉, 해독은 많은 효소의 복합작용으로 이루어집니다. 최근에는 효소 하나하나를 대상으로 개별적인 연구도 진행되고 있습니다. 최근 강원대 윤성일 교수팀이 패드알(PadR) 단백질 구조 연구를 통해 해독 효소의 유전자 발현 조절 과정을 밝혀냈습니다. 패드알 단백질은 바실러스균(고초균)을 비롯해 세균에 존재하는 전사 조절 단백질로서, 독성으로 세균을 공격하는 '페놀산'이 감지됐을 때 페놀산을 분해하는 효소를 발현시키는 역할을 합니다. 전사를 조절하는 '작동자 DNA'와 결합했을 때에는 페놀산 분해효소를 만들지 않지만 결합이 해제되면 분해효소 발현을 유도합니다. 연구팀은 X선 파동의 퍼짐을 통해 패드알 단백질의 구조를 규명했고, 패드알 단백질이 전사를 조절하는 '작동자 DNA'와 결합했을 때의 구조도 함께 밝혀냈습니다. 연구책임자인 윤 교수는 "이번 연구를 통해 세균 안에서 해

독 효소 생산 스위치가 어떻게 켜지는지를 알 수 있게 됐다"면서 "앞으로 감염 질환 치료제 개발에 도움이 될 것"이라고 의미를 부여했습니다. 이러한 개별적인 효소의 해독작용이 알려지면 추후 빅데이터 분석을 통해 여러 효소의 해독작용도 알려지게 될 것입니다.

최근 새로운 기능의 효소를 만들기 위해 유전자 가위가 사용된다고 합니다. 과연 우리는 유전가 가위를 얻어서 신이 돼가는 중일까요?

유전자 가위는 우리가 원하는 유전자 DNA를 원하는 위치에서 잘라내 필요한 효소나 단백질을 생산하거나 멈추도록 할 수 있습니다. 또한 특정한 기능을 하는 부분을 잘라내거나 붙여서 질병을 치료하는 데 유용하게 사용될 수 있습니다. 예를 들어보겠습니다. 매년 전 세계 약 2억 명의 사람은 모기가 매개하는 전염병인 말라리아에 감염됩니다. 모기의 체중은 성인 남성의 2800만분의 1에 불과하지만, 모기로 인한 사망자 수는 매년 70만 명에 달합니다. 유전자 가위를 이용하면 이런 모기를 멸종시킬 수도 있습니다. 연구에 따르면 사람의 피를 빨아먹는 암컷 모기의 DNA에는 정상이 아닐 때 불임이 되는 유전자가 있습니다. '크리스퍼 유전자 가위'로 모기 수정란에서 이 유전자를 망가뜨리면 모기는 불임이 됩니다. 이 모기와 교배해 생긴 자손 중 암컷은 모두 불임이 되기 때문에 알을 낳지 못하고, 수컷은 망가진 유전자를 후대에 물려주게 됩니다. 세대를 거듭할수록 불임인 모기 개체수가 늘고, 결국 모기는 멸종에 이르게 되지요.

SF처럼 들리는 이 이야기는 최근 영국 연구진이 설계한 실험입니다. '일정한 간격을 두고 주기적으로 분포하는 짧은 회문 반복서열 (Clustered Regularly Interspaced Short Palindromic Repeats)'의 약자인 '크리스퍼(CRISPR)'는 DNA의 특정한 서열을 인식해 자르고 편집하는 기술을 말합니다. 여기서 회문은 '소주 만 병만 주소' 또는 '다시 올 이월이 윤이월이올시다'처럼 앞이나 뒤로 읽어도 동일하게 읽히는 문장 구조를 일컫습니다. 유전자에도 회문구조로 불리는 서열이 존재하는 것이죠. 유전자를 이루는 물질인 DNA는 A(아데닌), T(티민), G(구아닌), C(사이토신) 등 4가지 알파벳이 서로 쌍을 이루어 길게 나열된 서열입니다. 이 서열에는 생명의 모든 정보가 담겨 있습니다. 이 서열 중 일부는 회문구조를 띠는데, DNA의 표식자 역할을 하며 그 부위를 인식하는 단백질과 함께 세포의 활성을 조절합니다.

3. 유익한 효소 섭취 방법

효소를 뜨거운 물이나 얼음물에 타서 먹으면 효능·효과에 변화가 있나요?

물론 변화가 있습니다. 효소는 단백질로 이루어져 있어서 온도에 가장 영향을 많이 받습니다. 특히 차가운 물보다는 뜨거운 물과 만났을 때 더 큰 영향을 받습니다. 효소를 구성하는 단백질의 모양이 망가지고 결국 효소의 기능이 없어지는 것을 활성을 잃어버린다는 의미에서 '실활'이라고 하는데, 다른 말로 '변성'이라고 합니다. 자연 상태에서 벗어나 활성을 잃어버렸다고 이해하시면 됩니다.

그런데 변성은 화학적으로 다시 돌아갈 수 있는 변성과 그렇지 못한 변성으로 구분됩니다. 즉 탄성을 가진 스프링을 당기면 다시 원래의 모양으로 돌아가는 것처럼 일정 온도를 오르락내리락할 경우 효소의 활성이 회복되는 경우가 있습니다. 이 경우를 '가역적 변화(reversible change)'라고 합니다. 효소가 이런 가역적 변화를 겪는 조건에 있다면 효소의 활성은 유지될 수 있습니다.

그러나 이와 반대로 '불가역적 변화(irreversible change)'가 있습니다. 효소가 이러한 불가역적 변화의 과정을 겪으면 효소 모양은 완전히 망가져서, 너무 늘어나버린 스프링처럼 더 이상 기능을 할 수 없게 됩니다. 차가운 물의 경우에는 가역적 변화를 겪는 경우가 많아서 심지어 효소가 녹아 있는 용액을 얼릴 경우, 나중에 얼린 용액을 녹이면 일부 활성이 다시 회복됩니다. 그러나 효소 용액을 끓는 물속에 10분 이상 놓아두면 효소는 비가역적 변화를 겪게 되어 더 이상 효소로서의 기능이 없어지고, 단순히 단백질 영양분으로서의 기능만을 하게 됩니다.

식품으로 섭취하는 효소는 일반적으로 50℃에서 20분이 넘으면 변성이 일어납니다. 따라서 섭취 방법은 미지근한 물과 함께 드시는 것이 좋습니다. 얼음물의 경우에 변성은 일어나지 않으나 효소의 활성을 100% 발휘하는 조건이 아니므로 이 역시 피하는 것이 좋습니다.

효소를 섭취하기 위해서 채소즙이나 과일주스를 마시는 것은 좋은 방법인가요?

신선한 채소와 과일에는 효소가 풍부하게 들어 있습니다. 자몽이나 키위 같은 과일에는 웬만한 발효식품에 버금갈 만한 양의 활성효소가 포함되어 있습니다. 하지만 채소나 과일을 어떻게 갈거나 착즙하느냐에 따라 열이나 중금속에 약한 효소의 변성이 일어날 수 있습니다. 일반적으로 일반 믹서보다는 열이 덜 나고 철로 만들어진, 파쇄기 날이 없는 착즙기 형태의 제품이 유리합니다. 착즙을 한 주스는 가급적 오래 두지 마시고 바로 드시는 것이 좋습니다. 모든 효소는 시간이 지나면 활성이 줄어들기 때문입니다. 또한 신선한 착즙은 미생물 오염이 쉽게 발생할 수 있습니다.

한편 원재료의 측면에서는 과일로 인한 당분의 과다 섭취 가능성을 고려해야 합니다. 아무리 좋은 과일이라도 많이 섭취하면 지나친 당분이 몸속에 들어가 혈당을 올리고 살을 찌게 합니다. 따라서 적당한 양의 채소와 과일주스의 섭취는 권장할 만합니다. 시중에 판매하는 주스 중 열로 멸균한 제품은 대량 유통을 위해서 주스액과 퓌레가 별도로 첨가되어 있어서 효소의 영양학적 효과를 기대하기는 힘듭니다. 그러나 일부 비타민과 영양 성분이 추가로 첨가되어 있어서 일부 좋은 효과를 나타내기도 합니다. 일부 요구르트에 첨가된 채소나 과일은 맛과 향 위주로 만들어져서 효소활성이 낮은 제품이 일반적입니다.

과식 후 소화 상태가 좋지 않아 곡물효소 3g을 섭취하였는데, 장에서 예민한 반응이 일어나 3일 동안 화장실을 수시로 다녀야 했습니다. 그 이유가 무엇일까요?

요즘 판매되는 효소식품 가운데 '곡물효소'가 있습니다. 이 제품은 곡류효소 함유제품을 가리킵니다. 즉, 곡물효소=곡류효소 함유제품입니다. 현미나 콩 등의 곡류에 미생물을 배양하여 발효과정을 진행시켜 얻어지는 제품을 일컫습니다. 이렇게 곡물에 미생물을 발효시키면 곡류의 성분이 분해되어 소화되기 쉬운 상태로 변할 뿐만 아니라 미생물이 생산하는 효소도 다량 함유하게 되어 일석이조의 효과를 얻을 수 있습니다. 발효에 사용되는 미생물은 크게 곰팡이류와 박테리아류로 나눌 수 있습니다. 곰팡이류로는 아밀라아제를 많이 분비하는 국균류가 주종이고, 박테리아의 경우에는 유산균이나 프로테아제를 많이 분비하는 바실러스류를 주로 사용합니다. 따라서 이러한 미생물이 함유된 곡류효소는 사람에 따라 일부 알레르기 반응을 일으키기도 합니다. 즉 효소에 의한 알레르기가 아니라 미생물에 의한 알레르기일 가능성이 높습니다. 이럴 경우는 섭취를 중단하거나 섭취량을 반으로 줄이는 것이 좋습니다.

효소를 섭취할 때 주의해야 할 사항이 있나요?

효소는 단백질로 이루어져 있어서 외부 환경에 무척 민감합니다. 따라서 음식이나 건강식품의 형태로 섭취할 때 다음에 주의하여야 합니다.

1. 너무 뜨거운 물은 멀리해야 한다. 미온수가 좋다.

2. 너무 짜거나 탄 음식과 먹으면 효소활성이 떨어진다.

3. 효소는 식사 전에 먹거나 공복에 먹는 것이 좋다. 식후에 먹으면 효과가 반감된다.

4. 일일 권장량을 지켜야 한다. 간혹 설사 증상이 나타날 수 있다.

5. 식사량을 조금 줄이면서 섭취한다. 효소를 섭취하면 음식물이 무척 잘 분해되기 때문에 조금 덜 먹어도 몸에 필요한 에너지는 충분히 얻을 수 있다.

공복에 효소를 복용해도 되는지요?

효소를 복용하는 방법은 크게 두 가지인데, 식사와 함께 혹은 공복에 복용하는 것입니다. 식사와 함께 복용할 경우에는 효소가 음식물의 분해기능을 주로 수행합니다. 그러나 공복에 복용할 경우에는 음식물의 분해가 아닌 위나 장청소 기능과 더불어 항염기능을 주로 수행합니다. 따라서 공복에 효소를 복용하는 것은 오히려 건강에 유익할 수 있습니다. 그러나 식사를 전혀 하지 않고 오직 효소만을 복용할 경우에는 하루에 필요한 기초대사량과 필수영양소, 그리고 식이섬유 등이 모자랄 가능성이 있습니다. 따라서 무차별적인 단식보다는 간단한 식사를 같이 하면서 공복에 효소를 섭취할 것을 권합니다.

정상인이 복용해도 되는 곡물효소의 최대 복용량(1일과 1회 기준)은 얼마나 되는지, 그 근거는 무엇인지요?

현재 판매 중인 곡류효소제품의 1회 섭취량은 3~5g입니다. 따라서 하루 3번 복용할 경우 15g을 먹게 됩니다. 제품의 칼로리는 10kcal로서 무척 낮습니다. 그리고 효소활성의 경우 농축효소 1회분의 1/10 정도 된다고 보시면 됩니다. 따라서 최대로 복용할 수 있는 양은 현재 권장량의 10배 이상이라고 봐도 무방합니다. 물론 개인에 따라서 과량 섭취 시 설사나 변비 혹은 구토가 발생할 수도 있습니다. 또한 식사와 더불어 효소를 과량 섭취할 경우 음식물의 소화가 무척 빨리 이루어져서 단시간에 혈당수치가 증가될 수 있습니다. 따라서 아무런 이유 없이 권장 복용량의 10배 이상의 효소를 복용하는 것은 좋지 않습니다. 평상시보다 소화기능이 떨어지고 몸의 면역력이 떨어졌다고 생각해서 효소를 많이 먹는 경우는, 권장량의 2~3배 정도는 큰 무리가 없으리라 판단됩니다.

효소도 비타민처럼 식탁 위에 상비해 두고 매일 섭취하는 게 좋은가요?

건강기능식품의 경우 음식과 약의 중간단계라고 볼 수 있습니다. 따라서 현재 본인의 몸 상태가 그리 좋지 못할 경우 일정 기간 영양 공급을 목적으로 비타민이나 효소를 섭취할 수 있습니다. 그러나 가능한 음식을 통해 영양분을 섭취하는 것이 중요합니다. 자칫하면 선후가 바뀌어서, 음식은 인스턴트로 먹고 모자란 영양소를 비타민과 효소식품 등으로 채우려는 분들이 문제입니다. 하루 2~3번의 효소가 풍부한 채소, 과일, 발효식품 등의 균형 잡힌 식사와 운동, 휴식을 신경 쓰고, 추가적인 영양 공급이 필요하다고 판단될 경우 효소식품을 섭취하면 됩니다. 일단 2~3개월 복용 후 몸의 변화를 확인하면서 지속하는 게 좋습니다. 효소식품은 상비약 혹은 상비 영양소라기보다는 몸의 소화기능과 정장기능 그리고 면역기능을 돕는 보조기능을 지닌 식품이라고 판단해야 합니다.

국내에 먹는 효소제품이 정말 많은데, 어떤 효소제품을 고르면 좋을까요?

　국내에서 판매되고 있는 효소제품은 형태에 따라 두 가지로 분류가 가능합니다. 액체로 된 '발효액'과 곡류를 발효해서 만든 '분말효소'가 그것입니다. 발효액은 효소식품이라고 볼 수 없기 때문에 별도로 언급할 필요는 없지만, 아직 안전성과 위생 부분에 대한 여러 가지 규정이 마련되어 있지 않아 소비자 선택에 어려움이 있는 것이 현실입니다. 한편 분말효소는 현재 식약처에서 효소식품으로 규정되어 있으므로 제품의 박스에 '효소식품'으로 표시되어 있는 내용을 확인하시면 됩니다. 곡물에 식용미생물을 배양해서 곡물의 소화흡수율을 높이고 추가적으로 효소를 첨가하여 보통 발효제품보다 효소활성이 높은 제품이라고 보시면 됩니다.

　일단 효소제품은 안전이 가장 중요합니다. 미생물이 들어가서 만들어진 제품이므로 유통기한을 잘 확인해야 합니다. 아무리 믿을 만한 회사의 제품이라도 유통기한이 지난 제품은 섭취하시면 안 됩니다. 또한 하루 섭취량 이상 드시는 경우 알레르기 반응이나 위장의 불편함이 있는지를 잘 확인하셔야 합니다.

효소를 구매한 지 2년이 지났는데 계속 방치하고 먹지 않았습니다. 효소의 유통기한은 언제까지인가요?

질문하신 효소가 어떤 형태인지 궁금합니다. 만일 액체로 된 발효액이라면 냉장보관 한다고 해도 2년이 지난 것은 드시지 않는 것이 좋습니다. 일단 냄새를 맡아보시고 외형적으로 큰 부유물이 있는지도 확인해보셔야 합니다. 대부분의 액상 발효액은 많은 양의 당분을 포함하고 있어 단기적으로는 미생물에 오염이 적습니다만, 2년씩이나 보관할 경우 미생물의 미증식을 담보할 수 없습니다. 일부 개인적으로 액상효소를 제조하는 경우, 수년간의 숙성과정을 거치기도 하는데, 이것은 제품 판매 전 대부분 열처리를 거쳐 제품의 안전성을 확보하게 됩니다. 몸에 좋은 효소를 기대하고 드셨다가 오염된 균을 드실 수도 있으니 액상제품은 반드시 유통기한 내 드셔야 합니다. 만일 궁금하신 효소가 건조된 분말효소의 경우, 냉장보관 한 것이라면 미생물의 오염과 관련된 큰 문제는 없을 것입니다. 그러나 단순히 미생물이 증식하지 않은 제품이라고 해서 그 효과를 보증할 수는 없습니다. 모든 활성효소는 시간이 지나면 효소의 활성이 감소하는 경향을 보입니다. 비록 효소를 냉장고에서 보관할 경우에도 2년여의 시간이 지나면 활성이 많이 감소하여 거의 0이 될 가능성도 있습니다. 따라서 분말제품의 경우 안전하기는 하지만 활성이라는 측면에서 그리 유익하지 않다고 말씀드릴 수 있습니다. 모든 제품은 반드시 유통기한 내 드셔야 합니다.

몸에 좋은 효소와 나쁜 효소를 구별하는 방법이 있는지 궁금하고 효소를 섭취했을 때 명현반응이 있는지 궁금합니다.

독자들의 이해를 위해 발효액과 곡물효소로 구분하여 말씀드리겠습니다. 우선 발효액의 경우, 발효액을 담글 때 사용하는 설탕과 식물 재료를 잘 살펴보셔야 합니다. 설탕은 과량 섭취 시 혈당을 상승시키고 염증을 유발하는 등의 해를 끼칩니다. 식물 재료의 경우 일부 산야초는 독성을 보이기도 합니다. 따라서 원료를 명확히 알 수 없거나 구입처가 불분명한 산야초를 이용하여 발효액을 담그는 것은 조심하셔야 합니다.

다음으로 곡물효소의 경우 절대적으로 나쁜 효소는 없지만 복용방법에 따라 몸에 나쁜 영향을 미칠 수 있습니다. 예를 들어 밥을 위주로 한 식사를 한 후 곡물효소를 바로 섭취하면 혈당이 급격히 상승할 수 있습니다. 따라서 당뇨 증세가 있는 경우 효소의 섭취가 늘 몸에 좋은 것은 아닙니다. 이럴 경우에는 식후 바로가 아닌 식간에 충분한 수분과 함께 섭취하시는 것이 좋습니다. 효소는 제조에 사용하는 미생물에 따라서 알레르기 증상이 발생할 수 있습니다. 이런 증상이 발생하면 명현반응이라고 단순히 생각하지 마시고 일단 복용을 중단하

서야 합니다. 자칫 잘못하면 큰 병으로 이어질 수도 있습니다. 일반적인 명현반응은 경미한 것으로 개인이 크게 느끼지 못하고 넘어갈 수 있는 단순한 증상을 의미합니다. 발진이나 두드러기 등이 수일간 계속될 경우, 단순한 명현반응이 아닐 경우가 대부분입니다.

효소제품은 어떻게 섭취하는 것이 가장 현명한가요? 섭취 횟수
와 시간 등은 어떻게 되는지요?

효소식품은 소화기능을 도울 수 있고, 다양한 염증을 줄여주는 효
과가 있습니다. 그러나 이러한 효과는 섭취방법과 관련이 있다고 볼
수 있습니다. 즉 식사 전 혹은 식사 후에 바로 효소를 먹는 경우는 음
식물과 효소가 섞이기 때문에 효소의 음식물 분해작용에 의해 소화
흡수를 도울 수 있습니다. 반면에 식간 혹은 공복에 효소식품을 섭취
할 경우 위산에 의한 효소의 파괴가 줄어들어 상대적으로 효소의 항
염 효과를 증진시킬 수 있습니다. 효소는 음식물의 분해를 더욱 촉진
하여 음식에 포함된 영양분을 가능한 충분하게 우리 몸이 흡수할 수
있도록 돕는 역할을 합니다. 따라서 효소제품을 섭취하실 때는 식사
량을 조금 줄이시는 것이 좋습니다.

효소를 섭취할 때 같이 먹으면 좋지 않은 성분이 무엇인지 알려주세요.

효소는 활성단백질로서 단백질의 활성이 중요합니다. 이 활성을 유지하기 위해서는 활성을 막는 효소활성 저해제가 포함된 음식을 멀리해야 합니다. 일단 효소는 열에 약합니다. 따라서 너무 뜨거운 물 혹은 뜨거운 음식과 같이 드시면, 효소가 거의 없습니다. 그리고 시거나 맵고 짠 음식과는 상극입니다. 즉 강산성, 강염기성의 음식은 멀리하는 것이 좋고 소금이나 고춧가루가 너무 많은 것도 효소의 활성을 저해할 수 있습니다. 커피의 카페인이나 녹차의 카테킨 성분도 효소의 활성에 영양을 미칠 수 있으니 가급적 효소는 미지근한 물과 함께 섭취하는 것이 좋습니다. 소화에 도움을 받기를 원한다면 식전 혹은 식후에 바로 드시고, 그렇지 않고 면역 증강 등을 목적으로 한다면 식간 섭취를 권합니다.

4. 부작용과 효소

효소제품의 부작용은 없나요?

국내에서 판매된 곡류효소의 경우 여러 가지 부작용이 보고되었습니다만, 아직까지 생명에 영향을 미칠 만큼 큰 부작용은 없습니다. 그 이유는 효소제품이 약이 아니라 식품이기 때문입니다. 대표적으로 알려진 부작용으로는 속이 쓰리고 아프다, 속이 답답하고 소화가 안 된다, 속이 매스껍다, 변비가 생겼다, 혈당이 높아져서 병원에 다니게 되었다, 피곤하고 목이 아프다 등입니다. 어떤 결과가 있을 경우에 그 결과를 만들어낸 원인이 무엇인가를 정확히 찾는 것은 무척 어렵습니다. 더군다나 식품인 효소를 하루에 3~6g가량 섭취했을 경우에는 더욱 그렇습니다. 일반적으로 고농축된 효소를 다량 섭취할 경우에 많이 발생하는 부작용은 '설사'입니다. 그러나 국내 효소제품은 곡류와 산야초 등이 혼합된 제품이므로, 원료로 사용된 곡류와 산야초에 의한 부작용도 가능합니다. 또한 발효 중에 사용되는 곰팡이 균인 아스퍼질러스(Aspergillus sp.)에 의한 독소 부작용도 존재할 수 있습니다. 따라서 앞으로는 정부가 다양한 조사를 통하여 효소제품의 품질 기준을 새롭게 정립할 필요가 있다고 생각합니다.

효소는 좋은 점만 있나요? 혹시 부작용은 없는지요?

이 세상에 부작용이 없는 식품이 있을까요? 완전식품이라는 콩도 알레르기를 일으키기 쉽고, 달걀도 노른자의 경우 많이 섭취하면 콜레스테롤 수치를 올려서 우리 몸에 해를 끼칩니다. 심지어 매일 먹는 밥도 너무 많이 먹으면 배탈을 일으키기도 하고, 쌀에 들어 있는 글루텐 단백질도 사람에 따라서 치명적인 위해를 입기도 합니다. 효소도 그렇습니다. 적정 섭취량을 지켜가면서 꾸준히 드시면 위와 장 건강은 물론 면역력도 증가시킬 수 있습니다. 그러나 적정 섭취량의 10배이상 되는 너무 많은 양을 복용하면 설사가 날 수 있습니다. 또한 곡류효소의 원료가 되는 곡물의 성분에 대한 알레르기가 있는 분들도 있을 수 있고, 발효에 사용되는 납두균이나 국균이 분비하는 독소 물질에 반응해서 다양한 반응을 보일 수 있습니다. 그러나 일반적인 분들의 경우는 효소식품이 무척 안전하다는 것을 이미 경험으로 알고 계실 것입니다. 실제로 40년 이상 효소를 섭취해 온 구미 선진국의 경우 다른 건강식품에 비해 효소가 안전하다는 사실을 다양한 자료와 실험을 통해 입증하고 있습니다.

고강도 효소가 소화기관의 밸런스를 깨뜨리는 부작용이 있다고 합니다. 즉 소화기관이 해야 할 일을 외부에서 주입한 효소가 해버려서 소화기관의 본질적 기능이 감소한다는 의미입니다. 게다가 계대배양을 통해 만들어진 종균으로 만든 곡류발효 효소제품은 인위적인 효소제품으로 부작용이 따른다고 합니다.

일부분 일리가 있는 이야기입니다. 다만 그러한 전제는 고농축 효소를 장기간 무척 많은 양을 먹는다는 가정이 있어야 할 것 같습니다. 계대배양(繼代培養, subculture)은 효소를 생산하는 미생물이나 세포를 증식시키는 방법의 하나로, 키우던 미생물이나 세포를 5~7일마다 주기적으로 새로운 배지에 이식시키는 것입니다. 이렇게 하면 미생물이나 세포를 늘 새로운 상태로 보존하게 되며 세포의 대를 이어가게 됩니다. 미생물의 경우는 무한한 계대배양이 가능하지만 동물세포나 식물세포의 경우에는 특정한 세포만이 계대배양이 가능합니다. 많은 현대인들은 오염된 공기와 식품, 그리고 과도한 스트레스 속에 살고 있습니다. 이러한 환경에서는 적절한 효소 분비가 어려울 가능성이 높습니다. 또한 대부분의 식단이 가열처리한 화식이기 때문에 효소가 함유된 식품을 외부로부터 먹을 기회가 많지 않습니다. 따라서 효소가 풍부한 식품이나 발효식품, 혹은 효소가 풍부한 효소식품을 드시는 것이 필요합니다.

또한 일상적인 복용량으로는 과다한 외부 효소 섭취를 염려할 정도는 아니라고 봅니다. 대신 평소에 오염된 공기와 식품 등으로부터 벗어난 전원생활을 하고 있고 스트레스를 받지 않아 평소에 체내 효소를 낭비하는 생활을 하지 않으며 효소가 풍부한 식생활을 하고 있다면, 별도로 효소제품을 섭취하지 않아도 될 것입니다. 특별히 제조된 전문효소제품(췌장효소 등) 섭취를 권하고 싶지는 않습니다만, 일반적인 현대인이라면 평소에 효소가 풍부한 식품과 좋은 효소제품을 꾸준히 드시는 것이 건강을 지키는 데 도움이 될 것입니다.

5. 기타

뱀이 허물을 벗는 데 어떤 효소가 작용하는지 궁금합니다.

참 재미있는 질문입니다. 전갈이나 수컷 타란툴라 등 절지류는 허물을 벗는 탈피가 성장과 관련이 있습니다. 탈피를 함과 동시에 급격한 크기 성장을 이룹니다. 이것은 절지류가 외골격을 가지고 있기 때문에 가능하다고 생각합니다. 그러나 뱀 같은 파충류의 경우 성장과 탈피의 관련성은 적습니다. 우리가 목욕탕에서 때를 민다고 해서 몸이 커지지 않는 이유입니다. 정리하면 많이 먹고 빠른 성장을 보이면서 탈피가 촉진되기도 하고, 번식과 호르몬, 질병 등에 의해서도 탈피가 촉진되기도 합니다. 탈피는 피부의 최외곽층인 표피가 떨어져 나가는 현상이므로 피부와 관련된 효소인 콜라게나아제(collagenase) 등이 관여하고 있을 것이라고 추측합니다. 좀 더 정확한 내용의 연구가 이루어지지 않는 한 추측만이 가능할 뿐입니다.

3부

효소 산업

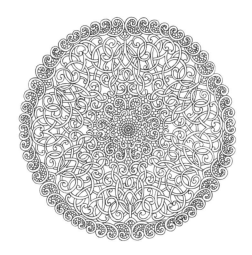

1. 입고 바르는 효소

산업적으로 쓰이는 효소에는 어떤 종류가 있으며, 적용가능 범위는 무엇인가요?

효소는 먹는 것에서 머무르지 않고 먹는 식품(시럽, 비타민 등)을 제조하는 과정에서 촉매로 사용됩니다. 병의 진단(바이오센서)과 치료(관절염 치료제)에도 사용됩니다. 이외에도 옷감을 만들고 염색을 하는 과정에 널리 이용되며 환경을 정화하여 물을 맑고 깨끗하게 하는 데 사용됩니다. 최근에는 버려지는 식물자원을 재활용하여 연료나 고부가가치 의약품 원료를 만드는 데 사용되기도 합니다. 즉 효소의 적용범위는 우리 산업사회 전반에 걸쳐 널리 퍼져 있어 미래사회 발전에 주춧돌이 되고 있습니다.

효소는 고도의 초정밀성, 특이성, 선택성 및 고효율성의 특성을 가져서 인간이 영위하고 있는 다양한 산업으로 이용이 확대되고 있습니다. 기능면에서 산화환원, 전이, 가수분해, 이탈 및 부가, 이성화와 합성 반응을 촉매하는 일반적인 기능은 물론이고 고온, 고압, 유기용매하의 반응 등 특수한 상황에서도 반응하는 특성으로 산업적 적용 범위가 무한하기 때문에 미래 산업용제제로 활용가치가 높습니다.

효소의 산업적 이용은, 약 130여 년 전 송아지의 위에서 치즈 제조 시 사용되던 응유효소인 레넷(rennet)을 제조하는 데서 기인했습니다. 이외에 전분을 당화시키는 당분해를 이용한 식품 제조에 주로 사용하다가, 근래에는 의약품 및 정밀화학제품과 특수 용도의 식품의약품(nutraceuticals) 등을 제조하는 데 사용되면서 그 사용범위가 확대되었습니다. 대표적인 용도로는 식품용, 세제용, 섬유·펄프 및 피혁 공업, 화학공업, 의료용(치료 및 진단) 등으로 구분할 수 있습니다.

현재 선진 각국에서는 재조합 유전자 발현기술을 이용하여 경쟁적으로 고부가가치 효소를 생산하는 데 힘을 쏟고 있습니다. 다양한 미생물 또는 고등 생물 유래의 유용 유전자를 특정 숙주 세포에서 발현하여 비교적 저렴한 비용으로 대량 생산하고자 하는 기술개발 연구를 진행 중입니다. 유용 효소의 산업화를 위한 다양한 종류의 숙주균과 효소발현계[enzyme expression system, 유전자로부터 효소를 생산하는 플라스미드 벡터(plasmid vector)와 이 벡터에 포함된 프로모터 등의 제반 정보]를 개발하고 특허화하여 많은 기술들을 독점적으로 보호하고 있습니다. 유용한 기능성 효소를 산업적 수준으로 생산하는 재조합 미생물을 개발하기 위하여 주로 외래 단백질의 안정적인 생산을 위한 재조합 숙주균의 개발과 외래 유전자를 고효율로 분비 및 발현시키기 위한 발현벡터의 개발에 연구의 초점이 맞춰지고 있습니다. 그중에서도 특히 대장균(E. coli)은 유전학적, 생리학적인 기반 연구가 잘되어 있고 유전자 조작기술 및 배양기술 등이 매우 발달되어 있어 많은 클로닝 벡터와 돌연변이 균주를 이용할 수 있다는 점에서 재조합 숙주균으로 가장 많이 이용되고 있습니다.

또한 최근 인간 유전체 지도의 완성은 유전자 혁명이라는 새로운 패러다임을 제공하게 되어 보건, 의료, 농업, 환경, 자원 등 여러 산업 분야에의 응용 가능성을 한층 높였습니다. 특히 기능성 효소와 관련하여 단백질 공학기술이 발달되어 고도로 정제되고 결정화된 효소를 얻는 것이 가능해졌습니다. 결정분석법(X-ray crystallography)을 사용하여 각 원자의 위치에 기초한 효소 분자의 3차원적 구조를 정확히 규명할 수 있는 수준에 이르렀습니다. 이로부터 컴퓨터 프로그래밍을 통해 아미노산 사슬의 서열에 대해 시뮬레이션할 수 있게 되어, 하나 또는 그 이상의 아미노산을 바꾸었을 때 해당 효소의 구조 변화를 예측하는 것이 가능해졌습니다.

이와 같은 접근방법으로 효소의 성능을 향상시키려는 시도가 이루어지고 있으며 특히 과학자들은 주로 기질 특이성, 화학 반응에 대한 친화도, pH, 온도 의존도, 안정성에 대해 연구를 집중하고 있는 실정입니다.

● 효소 더 공부하기

1. 효소 발현 시스템

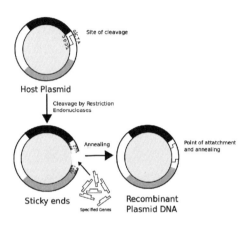

재조합효소(recombinant enzyme)는 플라스미드(plasmid)라고 하는 원형 DNA를 숙주(host) 생물에 도입하여 재조합한다.

2. 효소반응의 기질 특이성_효소는 자기 짝이 있다

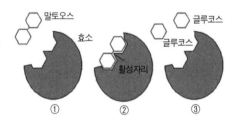

효소는 반응하는 물질인 기질(substrate)이 각 효소마다 다르다. 이 그림에서 보면 효소가 맥아당(maltose)을 분해하는데, 맥아당을 분해하는 효소는 단백질을 분해하지 못한다.

효소는 먹기만 하나요?

그렇지 않습니다. 사실 효소를 건강식품이나 약품의 형태로 복용하는 것은 효소의 용도 중 극히 제한적입니다. 효소는 의외로 우리 생활 전반에 널리 퍼져 큰 영향을 끼치고 있습니다. 우리가 입는 옷을 만들고 더러워진 옷을 세탁하는 것은 물론, 아름다운 피부와 모발을 위한 화장품과 세제 제품에도 많이 사용되고 있습니다. 병원에서 병을 진단하기 위한 용도로도 사용됩니다. 혈액으로 여러 가지 병을 진단할 수 있는 것도 모두 효소와 효소가 일으키는 반응 덕분입니다. 그리고 효소는 환경 정화에도 사용됩니다. 또한 미래 연료를 만들기 위한 신기술에도 중요한 역할을 하고 있습니다.

정리하자면 효소는 이미 의식주를 넘어 의약과 환경 그리고 미래 에너지 분야에까지 널리 사용되고 있습니다. 다만, 우리가 아직 그 사실을 잘 인식하지 못하고 있을 뿐입니다.

우리가 빨래할 때 사용하는 세제에는 왜 효소가 들어가나요?

빨래는 물리적, 화학적, 생화학적 방법으로 진행됩니다. 물살을 돌리고 때리는 것이 물리적 방법이고, 비누로 때를 녹여내는 것이 화학적 방법입니다. 효소는 때를 녹여내는 것뿐만 아니라 때의 성분을 분해하기도 합니다. 세탁기용 가루세제를 보면 하얀색 비누가루 이외에 빨강, 파랑색의 알갱이가 들어 있습니다. 이 알갱이 속에는 단백질 분해효소를 위주로 셀룰라아제와 리파아제 등의 효소가 들어 있습니다. 빨래에 묻은 때는 주로 단백질과 지방으로 이루어져 있는데, 효소를 넣어주면 세제인 비누만 넣어주었을 때보다 훨씬 깨끗한 빨래가 가능합니다. 지금은 찬물과 더운물 모두에서 잘 작용하는 효소가 개발되어 있습니다.

우리나라에서 만든 세제효소가 있나요? 없다면 그 이유는 무엇인가요?

세제에 사용되는 효소는 자연계에서 쉽게 얻어지는 것이 아니고, 인간이 인공적으로 개량하여 미생물로부터 생산되는 일종의 공산품입니다. 찬물에서 잘 녹고 비누 성분과 섞여도 그 활성을 잃어버리지 않으며 뜨거운 물에서 기능을 잃지 않고 활성을 나타내야 합니다. 또한 제형적인 면에서도 입자가 굵고 부드러워 물에 잘 녹아야 합니다. 이러한 모든 조건을 만족해야 하다 보니 세계적인 효소회사 몇 곳에서 주요 기술을 독점하고 제품을 생산하고 있습니다. 앞으로 우리나라 기업들도 외국 제품에 뒤지지 않는 우수한 품질의 세제용 효소를 저렴한 비용으로 생산할 수 있도록 제품 개발에 더욱 박차를 가해주었으면 하는 바람입니다.

최근 재미있는 연구가 하나 있어 소개해 드립니다. 농촌진흥청은 흑염소의 위에서 세제 등에 활용할 수 있는 효소 유전자 55개를 발견하고 대량 생산할 수 있는 원천기술을 확보했다고 밝혔습니다. 흑염소는 풀을 먹고 되새김질하는 가축으로, 되새김위의 미생물에서 각종 분해효소를 풍부하게 분비한다는 사실에 주목하여, 연구진은 볏짚 사료로 사육한 재래 흑염소 위에서 반추 위액과 소화물의 미생물 DNA 를 채취하였고, DNA를 추출해 얻은 유전자 조각을 실험용 대장균에 넣어 유전자은행을 만들었습니다. 이를 활용하면 흑염소에서 효소를 추가 채취하지 않아도 원하는 효소 유전자를 찾아낼 수 있다고 합니다. 또 유전자은행에서 발굴한 섬유소 분해효소의 활성을 확인한 결과, 현재 널리 쓰이는 트리코더마 레세이(*Trichoderma reesei*) 섬유소 분해효소보다 2배 강한 활성을 나타냈다고 하니, 앞으로 우리나라에서도 좋은 품질의 세제용 효소가 곧 개발되리라 믿어 의심치 않습니다.

우리가 입는 옷과 효소가 밀접한 관계가 있다고 하던데, 사실인 가요?

옷은 제조 공정에서 반드시 풀을 먹이게 되어 있습니다. 최종 제품의 옷을 만들기 위해서는 이 풀을 제거해야 하는데, 이때 아밀라아제라는 효소가 사용됩니다. 또한 면이나 마섬유로 만든 옷의 경우, 옷감을 짜면 보풀이 많이 일어납니다. 이러한 보풀은 셀룰라아제라는 효소를 이용하여 제거하고 옷을 만듭니다. 또한 염색을 잘하기 위해서 효소가 사용되고, 염색한 옷의 색감을 증진시키기 위해서도 효소가 사용되기도 합니다. 청바지의 경우 멋지게 염료를 제거하는 공정에 효소가 사용됩니다. 이외에도 다양한 섬유 처리공정에서 기존의 독성이 강한 화학적 방법을, 효소를 이용한 환경친화적인 방법으로 바꾸려는 노력이 이루어지고 있습니다.

효소는 주로 먹는 식품과 세제에 적용하는 것으로 알고 있습니다. 화장품에도 적용하고 있는지 궁금하고 어떤 제품이 있는지, 부작용은 없는지 알고 싶습니다.

질문하신 대로 효소는 식품, 세제뿐만 아니라 화장품에도 널리 적용하고 있습니다. 화장품은 얼굴용, 모발용, 치아용, 향수 등 그 종류가 무척 다양해서 각 종류마다 사용하는 효소가 다릅니다. 화장품의 기능에 따라 효소를 구분하면 다음과 같습니다. 세정용으로는 단백질을 분해하는 프로테아제가 사용됩니다. 비누나 필링제가 대표적입니다. 보습제에는 단백질 분해효소 및 항산화효소가 사용됩니다. 미백 및 잔주름 개선 등 기능성 화장품에는 프로테아제, 리파아제, 항산화효소 등이 복합적으로 사용됩니다. 색조 화장품 혹은 향수에는 효소가 첨가되어 있지는 않지만, 화장품의 원료 물질을 생산하는 데 효소가 사용됩니다.

어떤 물질 A를 다른 물질 B로 전환시키기 위해서 복잡한 화학반응을 사용하지 않고 간단하게 효소를 이용하여 전환하는 생물 전환(bioconversion) 방법을 이용하는 기업들이 많이 있습니다. 효소는 단백질로 이루어져 있고 이 효소가 생산되는 방법이 미생물에 의한 것인지 식물에 의한 것인지에 따라 발생하는 부작용이 다릅니다. 일반적으로 식물성 효소가 부작용이 덜하고, 사용하는 효소의 양이 적을수록 부작용도 적습니다.

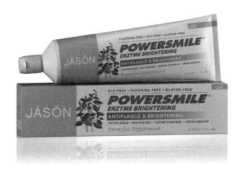

효소치약

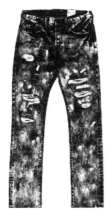

효소 처리한 청바지

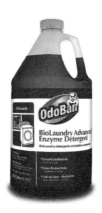

효소세제

〈그림 4〉 다양한 효소 관련 제품

효소가 들어간 '효소화장품'은 일반 화장품과 어떻게 다른가요?

　화장품에 사용되는 효소는 무척 다양합니다. 우리의 피부는 표피, 진피, 근육 순으로 이루어져 있고, 그 구성 성분은 단백질입니다. 특히 표피층은 한 달을 주기로 새롭게 재생됩니다. 딱딱하게 굳어진 상태로 피부에 남아 있는 표피세포를 각질층이라고 하는데, 이 각질층을 효과적으로 제거해주면 잔주름 개선은 물론 미백효과도 볼 수 있습니다. 특히 각질층은 약 한 달을 주기로 재생되기 때문에 남은 각질층을 잘 제거해야 건강한 피부를 유지할 수 있습니다. 이러한 각질 제거에 단백질 분해효소가 중요한 역할을 할 수 있습니다. 이외에 피부산화를 방지하는 식물성 '산화방지효소'가 포함된 제품도 있습니다. 주로 서양 참외나 수박에서 추출한 효소로 자외선 혹은 환경 유해물질로 인해 산화되는 피부를 보호해주는 역할을 합니다. 이러한 효소는 화장품 속에서 불안정하기 때문에 캡슐에 감싸거나 특별한 방법으로 코팅되어 있습니다.

화장품에 사용되는 효소는 주로 동물성인가요, 식물성인가요?

화장품용 효소가 별도로 존재하는 것은 아닙니다. 미생물, 동물, 식물에서 생산되는 효소 가운데서 피부와 헤어 등 화장품에 사용 가능한 것을 찾아서 적용합니다. 일반적으로 식물성 혹은 동물성보다 미생물에서 생산되는 효소를 선호합니다. 그 이유는 효소 생산을 위한 단가가 무척 낮고, 생산과정을 조절하기 쉬우며 성분의 조성 또한 표준화하기 쉽기 때문입니다. 식물성과 동물성 효소는 미생물 유래 효소에 비해 잠재적인 위험성이 높은 편입니다. 다양한 동식물 유래 성분이 포함되어 있을 확률이 높습니다.

미생물 효소는 크게 두 가지, 곰팡이 유래 효소와 박테리아 유래 효소로 나눌 수 있습니다. 곰팡이 효소는 아스퍼질러스, 트리코더마 (*Trichoderma*), 리조푸스(*Rhizopus*), 페니실리움(*Penicillium*) 등의 곰팡이에서 프로테아제, 아밀라아제, 카탈라아제, 셀룰라아제, 덱스트라나아제, 리파아제 등의 다양한 효소가 생산됩니다. 박테리아의 경우 바실러스, 대장균 등의 미생물에서 프로테아제, 아밀라아제, 글루코스아이소머라아제 등의 효소가 생산됩니다. 이 효소는 생산된

그대로 사용되기도 하지만 다양한 안정화제를 추가하여 액체 혹은 고체 형태로 만들어져 화장품 제형에 첨가되어 사용합니다. 이때 효소활성을 증대하기 위해 조효소 혹은 보조인자가 추가되기도 합니다. 대표적인 것이 비타민C와 미네랄입니다. 먹어서 좋은 것은 바르거나 붙여도 좋다는 말처럼 효소도 먹는 것뿐만 아니라 발라도 좋습니다.

효소의 종류가 많은데 화장품용으로 가장 널리 사용되는 것은 무엇인가요?

효소가 화장품에 본격적으로 사용되기 시작한 것은 30여 년 전입니다. 효소의 사용 영역은 항산화, 보습, 미백, 기타 기능으로 나눌 수 있습니다. 항산화효소로는 SOD 효소가 가장 많이 연구되었습니다. 피부 및 인체에 발생하는 유해 물질인 자유라디칼을 억제하는 기능이 있습니다. 즉 피부 노화을 억제하는 효능을 기대할 수 있습니다. 자외선 차단제, 미백 및 주름 개선 화장품, 항노화 화장품에 첨가되어 있습니다.

프로테아제는 단백질을 분해하는 활성을 가지고 있어서 피부의 각질을 제거하는 데 탁월합니다. 따라서 필링용 제품에 많이 사용됩니다. 산화효소나 티로시나아제 효소는 모발에 작용하여 화학적 퍼머제나 염색약을 대체할 수 있습니다. 따라서 페놀(phenol), 아미노페놀(aminophenol), 퀴논(quinone), 아민(amine), 과산화수소 등 모발을 가꾸는 데 사용하는 강력한 화학물질을 대체하여, 비교적 온화한 환경에서 모발의 손상을 줄이면서 퍼머와 염색을 할 수 있게 도와줍니다. 치약도 화장품의 한 종류인데, 치아 사이에 낀 음식물을 분해하고 치아를 희게 하며 입냄새를 제거하는 데 리소자임(lysozyme), 덱스트라나아제(dextranase), 라카아제(laccase) 등이 사용됩니다. 이 효소는 치약의 다른 성분과 섞여서 활성을 유지해야 하므로 다양한 방법으로 안정화하여 첨가됩니다.

한편, 화장품에 직접 첨가되지는 않지만 화장품의 성분을 제조하는 데 효소가 사용되기도 합니다. 특히 화장품에 첨가되는 다양한 항산화 물질 중에 에스터(ester) 성분이 많이 있는데, 이 성분을 제조하기 위하여 에스테라아제(esterase)라는 효소가 사용됩니다. 유럽에서는 이 효소를 경제적으로 대량생산하기 위하여 옵티비오켓(OPTIBIOCAT, http://www.optibiocat.eu)이라는 효소 프로젝트를 진행하였으며, 이 결과로 항산화 활성이 높은 130여 가지 신규 항산화 물질을 제조했습니다.

효소가 가진 다양한 강점들에도 불구하고 효소가 화장품에 널리
이용되지 못하는 이유는 뭔가요?

앞서 말씀드린 바와 같이 효소가 화장품에 본격적으로 사용되기
시작한 것은 1990년도 이후입니다. 그 후 많은 기술 진보가 이루어졌
음에도 불구하고 아직은 화학 성분에 비해 가격이 비싸고 효소를 안
정화시키는 기술의 한계, 일부 알레르기 부작용 등이 있어서 효소화
장품의 확장이 늦어지고 있습니다. 그러나 효소가 가진 다양한 기능
성과 함께 천연 제품이라는 이미지와 생물 소재의 장점을 잘 살린다
면 그 시장은 점차 더 커질 것입니다.

효소는 단백질 성분이므로 이 성분이 인체에 미치는 안전성이 우
선 확실히 검증되어야 합니다. 안전한 미생물, 식물, 동물 자원으로부
터 얻어진 원료를 불순물이 없는 조건에서 정제해야 합니다. 또한 피
부나 모발에 사용하기 위해서 최적의 온도와 산도, 습도에서 활성을
나타내도록 조건을 최적화해야 하고, 효소의 기능을 억제하는 저해제
와 다른 화장품 성분과의 상호작용도 고려해야 합니다. 현재까지 50
여 가지 곰팡이 유래 효소와 50여 가지 미생물 유래 효소가 화장품용
으로 개발되어 있습니다.

화장품용 효소의 부작용은 어떤 것이 있나요?

효소가 화장품에 널리 사용되면서 일부 부작용과 관련된 내용이 알려지고 있습니다. 모든 제품이 그렇듯이 100% 안전한 제품은 없습니다. 제품 사용법을 숙지하고 자신의 몸 상태에 맞게 사용해야 합니다. 화장품용 효소의 대표적인 부작용은 알레르기입니다. 최근 연구 결과를 살펴보면 각질 제거용 단백질 효소인 '파파인'의 알레르기가 생쥐를 이용한 동물실험으로 보고되었습니다. 파파인의 경우 매우 심한 피부 알레르기를 일으킬 수 있으며, 이 알레르기를 일으키는 원인은 피부세포에 존재하는 TLR4라는 수용체라는 부분이 파파인 효소를 인식해서입니다. 물론 우리 몸은 생쥐와 달라서 이 연구결과를 인체에 100% 적용할 수는 없지만, 그래도 알레르기 발생 위험이 있음을 인지해야 합니다. 파파인이 피부에서 수용체와 만나는 시간을 짧게 하면 알레르기를 없앨 수 있습니다. 즉, 파파인이 포함된 스크럽 제품은 사용 후에 물로 씻어내기 때문에 알레르기의 위험이 적습니다. 단지 파파인이 포함된 크림을 얼굴에 오래 바를 경우 알레르기의 위험이 있습니다. 이처럼 효소의 부작용 연구는 제품의 개발과 사용에 대한 새로운 시각을 전해줄 수 있습니다. 앞으로도 더욱 많은 연구가 진행되어 효소화장품의 사용 범위가 넓어지기를 기대합니다.

대표적인 화장품용 효소와 그 기능은 어떻게 되나요?

우선 구강용 효소인 펩티다아제가 있습니다. 세라펩티다아제라고도 불리는데 구강 내 미생물을 죽이고 치아를 희게 하며, 플라크를 제거하여 염증을 방지합니다. 파인애플의 브로멜라인은 얼굴과 바디용으로 각질 제거에 탁월합니다. 마스크팩, 목욕용제, 클렌저, 메이크업 리무버 등에 사용됩니다. 열대과일인 파파야에서 유래한 파파인은 각질 제거제, 마스크팩, 클렌저 등에 널리 사용됩니다. 일부 보고된 부작용은 앞에서 설명했습니다. 미생물이 생산하는 단백질 분해효소의 일종인 세린 프로테아제는 모발용 제품에 광범위하게 사용되어 두피를 깨끗하게 하고 퍼머와 염색에도 사용됩니다. 곰팡이와 박테리아에서 유래된 리파아제는 피부 유분을 제거하고 각질도 제거하는 기능을 합니다. 다양한 클렌저, 크림, 메이크업 제거제에 사용됩니다. 헤어 제품에 사용될 경우 두피를 청결하게 하고 보호하는 기능도 알려져 있습니다. 미생물과 식물에서 유래된 항산화효소인 SOD는 피부를 슈퍼옥시드 자유라디칼로부터 보호하며, 자외선 차단, 환경오염 물질의 영향으로 망가진 피부를 복원하는 기능이 있습니다.

집에서 제조한 발효액에 효소가 들어 있다면, 이 발효액도 화장품으로 사용할 수 있나요?

발효액을 포함하여 다양한 발효식품에는 효소를 비롯하여 영양 성분이 풍부합니다. 물론 효소활성만 놓고 보면 효소제품에 비해 발효식품의 효소활성이 낮은 건 사실입니다. 일부 제조공정 혹은 보관상의 이유로 효소활성이 거의 없는 경우도 있습니다. 그렇지만 발효액은 효소를 제외하고 당분, 식물성 성분이 풍부하여 화장품 용도로 충분히 사용할 수 있습니다. 설탕 성분은 그 자체로 각질 제거 및 보습 기능이 탁월합니다. 여기에 과일, 채소, 산야초가 더해지면 항산화 효과를 통화 피부 노화 억제 기능을 기대할 수 있습니다. 물과 희석하여 얼굴에 바를 경우 특이한 알레르기가 없다면 꾸준히 사용해도 좋습니다. 제 연구실에서 버섯을 발효해서 화장품으로의 가능성을 확인한 결과, 효소활성과 항산화 활성이 높아 좋은 화장품 원료가 됨을 확인했습니다. 최근 유행하는 발효 화장품도 이러한 효과를 기대하고 만들어지는 것입니다. 물론 발효하지 않은 오이, 참외 등의 껍질을 이용한 팩도 효소와 수분이 풍부하여 체열을 내리고 피부에 보습작용을 할 수 있습니다.

2. 산업용·연구용 효소

산업 현장에서는 효소를 이용하여 다양한 제품을 만들 수 있다
고 하는데 사실인가요?

효소는 화학반응이 빨리 일어날 수 있도록 도와주는 촉매입니다.
따라서 어떤 물질이나 제품이 화학반응(혹은 생화학반응)을 통해 생
산된다면, 이론적으로는 효소를 이용하여 그 물질이나 제품을 만들
수 있습니다. 실제 효소를 이용하여 생산되는 화학제품 혹은 생화학
제품은 그 수를 헤아릴 수 없이 많습니다. 조미료나 감미료의 제조에
도 화학적 공법과 겸하여 효소공법이 사용됩니다. 효소는 화학적으
로 만들 수 없는 다양한 형태의 화합물을 부산물이 적게 만들 수 있어
서 그 효율과 환경친화성 면에서 큰 장점이 있습니다.

요즘 환경문제를 해결하기 위해 다양한 방법이 사용되고 있습니다. 효소를 이용해서 환경을 정화할 수도 있나요?

예, 효소를 이용해서 환경을 정화할 수 있습니다. 특히 최근에 과학잡지 「사이언스(Science)」에 소개된 내용을 살펴보면, 일본 과학자들이 플라스틱을 분해하는 미생물을 세계 최초로 발견하여 환경 정화의 신기원을 이룩했다고 발표했습니다. 이 논문에서는 이데오넬라 사카이엔시스(*Ideonella sakaiensis*)라는 미생물이, 플라스틱 음료수병의 원료인 피이티(PET)라는 화학 고분자를 분해하기 위해 PETase라는 효소를 이용한다는 사실을 밝혔습니다. 이 효소에 의해 고분자가 작은 크기의 단분자(ethylene glycol과 trephthalic acid)로 분해되면, 이 두 물질을 미생물이 먹이로 먹고 자라면서 플라스틱을 생분해한다고 합니다. 자연계에서 가장 분해가 어렵다는 플라스틱의 분해에도 효소가 사용될 뿐만 아니라 석유나 화학으로 오염된 강물, 토양등도 효소를 이용하여 처리하려는 연구가 진행 중입니다. 공장에서 배출되는 가스를 정화하기 위한 필터에도 미생물과 효소가 적용되어 바이오필터(biofilter)라는 공정으로 사용 중입니다. 이렇듯 인간이 훼손한 환경을 정화하는 데에 효소가 중요한 역할을 하고 있습니다.

효소로 에너지를 만든다

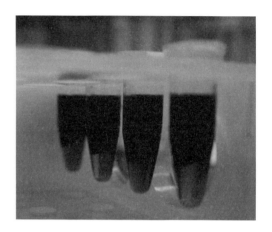

최근 다양한 식물 자원과 해양조류 자원을 이용하여 단당류를 만들고 이 단당류를 발효시켜 알코올과 화학제품을 만드는 생물 리파이너리 (biorefinery) 연구가 한창이다. 이 사진은 산 처리한 식물 원료에 효소를 첨가하여 당화시킨 시험관을 나타낸다.

효소의 주된 기능은 촉매와 분해로 알고 있습니다. 혹시 냄새의 제거에도 효소를 사용할 수 있는지 궁금합니다.

우리가 사용하는 냄새제거제에는 대부분 냄새를 제거하거나 냄새의 원인 물질을 분해하는 효과가 없습니다. 단지 우리 코가 이 냄새를 맡지 못하도록 막는 마스킹 기능만을 수행합니다. 따라서 우리 몸에 해로운 물질이 있다고 해도 일반적인 냄새제거제로는 분해할 수 없습니다. 반면에 효소세제 혹은 효소 냄새제거제는 해당 물질에 직접 작용하여 이 물질을 분해함으로써 냄새를 제거합니다. 최근 집안에서 사용하는 일반적인 냄새제거용 제품은 물론 야외에서 사용할 수 있는 제품과 도축장 등 산업 현장에서 사용하는 제품들이 속속 개발되고 있습니다. 사용되는 효소의 종류는 프로테아제, 리파아제, 아밀라아제 등입니다. 이 효소는 냄새의 원인 물질인 단백질, 지방, 탄수화물을 각각 아미노산, 글리세롤과 지방산, 맥아당 등으로 분해합니다. 요즘 대중적인 인기를 얻고 있는 이엠균(EM microorganism)도 그 작용 메커니즘은 효소라고 생각하시면 됩니다. 즉, 균이 작용하는 것으로 보이지만, 사실은 균에서 분비되는 효소로 인해 냄새 제거 효과가 나타나는 것입니다. 구글에서 'deordorizing enzyme(데오도라이징 엔자임)' 이라는 키워드를 치시면 더욱 많은 정보를 얻을 수 있습니다.

가죽 신발과 가방에 오염이 생겼을 때 쓸 수 있는 효소가 있나요?

가죽은 동물의 단백질로 이루어진 재료로, 표면에 불순물의 침착이 많고 미생물의 오염이 쉽게 발생합니다. 최근 세제와 함께 효소를 같이 사용할 경우 세탁 효과가 증가된다는 연구가 많이 보고되고 있습니다. 구글에서 'enzyme for leather cleaning'이라는 질문을 올리면 다양한 문헌을 발견할 수 있습니다. 가죽 처리용 세제는 일반적인 액상 세제와 보습제 그리고 프로테아제 등의 효소가 같이 포함된 제품으로, 가죽의 세정뿐만 아니라 미생물의 오염을 막는 항균효과도 있고 가죽 오염으로 인한 냄새도 제거해줍니다. 혹시 여러분이 사용 중인 제품에 이미 효소가 들어 있을 가능성도 있습니다. 이번 기회에 제품의 뒷면 성분 표시를 한번 보시죠.

정리해서 말씀드리면 가죽 오염을 제거하는 단일 효소 제품은 없지만 다양한 세제와 효소가 함께 포함된 여러 제품이 출시되어 판매되고 있습니다. 이것은 효소를 안정화하는 방법이 많이 개발되어 효소활성에 영향을 주는 세제와 효소를 같이 넣어서 제품화할 수 있게 되었기 때문입니다.

3. 국내외 효소 기업

전 세계적으로 효소를 가장 많이 섭취하는 나라는 어디이며, 어떤 형태로 섭취하는지 궁금합니다.

　효소는 식품에 첨가되는 것뿐만 아니라 식품의 제조에도 사용됩니다. 물론 사료에 첨가되기도 하고 여러 산업용 제품의 제조과정에서 첨가물로 널리 사용됩니다. 따라서 전 세계적으로 많은 효소 공급 회사가 있습니다. 대표적인 회사로는 2016년 기준으로 Amway, BASF, Dupont Danisco, DSM, Novozymes, AB Enzymes, Aum Enzymes, Roche, Amano, National Enzyme Company 등입니다. 이 회사의 본사를 중심으로 국가를 살펴보면 미국, 독일, 덴마크, 일본 등입니다. 따라서 효소를 가장 많이 소비하는 나라는 미국과 독일이라고 할 수 있습니다. 그런데 우리가 먹는 효소의 양을 기준으로 한다면 건강식품으로 섭취하는 효소뿐만 아니라 발효식품에 포함된 효소까지 고려해야 하므로 우리나라도 1인당 섭취량으로는 세계 10위권에 들지 않을까 추측합니다. 물론 정확한 자료를 가지고 말씀드리는 것은 아니니 이해해주시기 바랍니다. 섭취 형태는 나라별로 큰 차이를 보입니다. 미국이나 독일 등지에서는 알약의 형태로 의약품 유형이 가장 많습니다. 반면 우리나라, 일본 등지에서는 파우더, 액상 제품 등 식품 유형과 가깝습니다. 아마 문화적인 차이가 이러한 효소 섭취 방법의 차이를 보이는 이유가 아닐까 합니다.

외국에서 판매되는 다양한 효소영양제

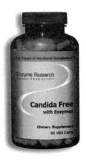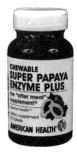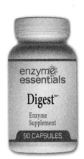

Supplement Facts

Serving size 1 Vegetable Capsules		Serving Per Bottle 90
Amount per Serving		% DV
Calcium (from Calcium Caprylate)	40 mg	4%
Cellulase	60,000 CU	†
Protease	230,000 HUT	†
Caprylic Acid (from Calcium Caprylate)	250 mg	†
Oregano Leaf Extract (Origanum vulgare)	300 mg	†
Invertase	300 Sumner	†
Hemicellulase	300 HCU	†
† Daily Value (DV) Not established		

대부분 외국의 제품들은 캡슐 혹은 태블릿(알약) 형태로 이루어져 있다. 이 효소 제품에는 위와 같은 성분표가 부착되어 있는데, 효소 파우더를 뭉치기 위해서 일부 칼슘이나 무기질이 첨가되고 제품 보관을 위한 산도조절제와 추가적인 효능을 위한 식물추출물이 포함되어 있다. 그 외에는 모두 효소의 활성이 단위(unit, U)로 표시되어 있다. 일반적으로 효소활성 단위가 높은 것이 품질이 좋은 효소라고 생각하면 된다.

우리나라에서 효소식품을 가장 많이 섭취하는 지역은 어디이며,
효소 특화 지역 및 산업단지가 형성되어 있는 지역이 있나요?

　효소식품의 판매량으로 보면 (다른 모든 제품도 그렇듯이 당연히)
서울이 압도적입니다. 효소식품과 특화된 단지 등은 아직 국내에 형
성되어 있지 않습니다. 유사한 곳으로 발효산업 단지는 몇 군데 위치
해 있습니다. 전라북도 전주 지역이 발효산업 업체들이 많이 모여 있
고, 순창 지역도 장류연구소가 위치하는 등 관련 기업과 연구소 등이
있습니다. 특히 전주에서는 매년 전주발효식품엑스포가 열립니다.
전북 유일의 정부 인증 국제전시회인 이 엑스포에서는 매년 국내 200
여 개 업체가 내놓은 총 3천여 개의 다양한 발효식품을 만날 수 있습
니다. 기업전시관에서는 된장, 고추장, 김치, 젓갈 등 한국 전통 발효
식품과 노니 주스, 맥주, 치즈, 와인, 사케, 살라미 등 각 대륙의 발효
식품들을 맛볼 수 있습니다. 홍삼 딸기잼, 땅콩나물 효소, 블루베리주
등 이색적인 상품들도 선보이니 한번쯤 들러보시는 것도 좋습니다.
효소의 기능과 효능을 연구하는 국립연구소로는 한국생명공학연구
원이 있습니다. 본원은 대전에 있으며 분원은 오창과 정읍 등에 위치
해 있습니다. 관련 정보는 각 기관의 홈페이지를 찾아보시면 됩니다.

한편 효소가 풍부한 음식을 가장 많이 먹는 지역은 아마도 전라도
가 아닐까 합니다. 예로부터 발효음식이 유명하고, 다양한 곡물과 수
산물이 풍부하여 발효음식의 필수조건인 신선한 식재료가 풍부하기
때문입니다. 김치를 예로 들어봐도 남도 김치는 해산물을 풍부하게
사용하여 타 지역 김치보다 맛과 풍미가 풍부한 특징이 있습니다. 장
류도 마찬가지로 전라도에서 많이 생산되어 전국적으로 공급하고 있
습니다.

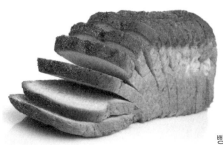

빵을 구울 때도 다양한 효소가 사용된다.

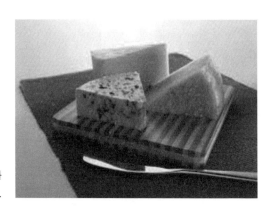

효소를 이용하여 치즈의 풍미와
맛을 증진시킬 수 있다.

〈그림 5〉 효소가 사용된 식품

왜 우리나라에는 유명한 효소회사가 없는가요?

세계적인 대한민국의 대표기업은 삼성, 현대, LG 등을 손에 꼽습니다. 산업용과 의약용 효소를 연구하고 생산하는 대표적인 기업은 노보자임스(Novozymes, 덴마크), 젠엔텍(Genentech, 미국), 아마노(Amano, 일본) 등이 있고 식용 효소를 생산하는 기업으로는 내셔널엔자임컴퍼니(NEC, 미국)가 잘 알려져 있습니다. 아직 우리나라에서는 효소와 관련된 대기업은 없습니다. 그러나 벤처기업 가운데서는 제노포커스(Genofocus, 한국)와 인센트바이오텍(Insectbiotech, 한국) 등이 잘 알려져 있고, 효소식품을 제조하는 업체로는 '나라엔텍'과 '해나눔' 등을 들 수 있습니다. 효소의 연구와 생산은 사실 구미 선진국에서 먼저 시작되었기 때문에 전통적으로 유럽과 미국 그리고 후발주자로서 일본이 앞서 있는 것이 사실입니다. 그러나 우리나라의 발전된 발효기술과 효소 시장의 확장이 결합된다면 한국에서도 세계적으로 유명한 효소회사가 생기는 것도 가능하다고 생각합니다. 최근 들어 국내 유수의 발효/식품 기업이 효소와 효소식품에 대해 관심을 가지고 있다고 하니 긍정적인 기대를 해봐도 좋을 듯합니다.

에필로그

효소와 관련된 연구를 정리하고 미래의 전망을 말씀해주세요.

이 질문에 대한 답변으로 저자의 마무리말을 대신하고자 합니다. 효소는 활성 생촉매로서 인체 내 모든 생화학반응의 속도를 촉진하는 단백질을 가리킵니다. 전통적인 방법으로 제조하는 발효액 혹은 발효식품에는 유용 미생물이 분비하는 효소의 작용으로 많은 생리활성 물질이 생성됩니다. 과거 선조들은 경험적으로 발효식품의 우수성을 알고 식생활에 적용하며 살아왔습니다. 1970년대 이후 생물공학의 발달로 식물 혹은 동물에서 유래하는 다양한 효소를 대량으로 얻는 것이 가능해졌습니다. 최근에는 분자생물학과 생물공정공학의 발전으로 인하여 다양한 미생물을 무균적으로 배양하면서 수천 가지 효소를 생산할 수 있는 방법이 개발되고 있으며, 이러한 기술은 효소의 생산량과 단가 하락이라는 장점과 더불어 산업의 다양한 측면에서의 효소의 활용을 가능케 하였습니다. 가장 대표적인 효소 적용 분야는 식품 분야로서 전분 혹은 단백질 원료를 가공하여 인체에 유익한 가공식품을 제조하는 데 사용하고 있습니다.

이외에도 효소 자체를 복용하여 소화력을 증진시키고 면역기능을 향상시키려는 '효소영양학적' 연구가 미국과 유럽을 중심으로 진행되고 있습니다. 이러한 식품 분야에서 한걸음 더 나아가 섬유, 제지, 의료, 보건, 에너지, 환경 등 효소가 우리 인간의 삶 전체에 큰 영향을 줄 수 있다는 연구결과가 속속 발표됨으로써 다양한 식물, 동물, 미생물 유래 효소를 바라보는 새로운 시각이 형성되고 있습니다. 이러한 연구 분야를 '응용효소학'이라고 부르고 싶습니다. 전통적인 효소학 혹은 효소과학, 효소공학이 아닌 효소의 응용을 다루는 학문입니다.

이 책을 읽는 분들이 효소를 이해함으로써 효소로 이루어진 세상에 대한 이해가 더욱 깊어지고, 이 이해를 바탕으로 더 행복한 삶을 사시기를 기원합니다.

● 효소 더 공부하기

효소를 연구하는 연구실과 실험실

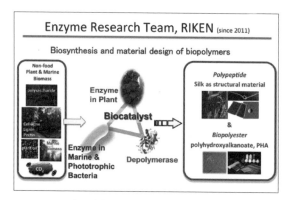

〈일본 이화학연구소의 효소연구팀 소개자료
(http://www.riken.jp/en/research/labs/csrs/enzyme/)〉

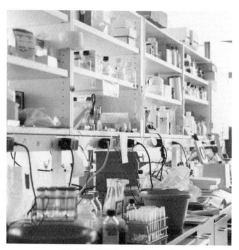

〈효소를 연구하는 실험실 풍경〉

찾아보기

약어